CB002570

DIAGNÓSTICO E TRATAMENTO BASEADOS EM
CASOS CLÍNICOS

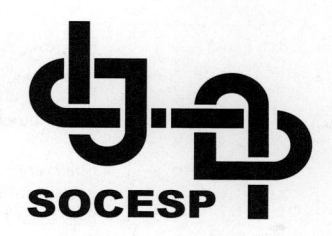

SOCESP

DIAGNÓSTICO E TRATAMENTO BASEADOS EM
CASOS CLÍNICOS

EDITORES

Álvaro Avezum

Ibraim Masciarelli Francisco Pinto

Marcelo Garcia Leal

Maria Cristina de Oliveira Izar

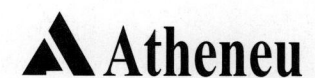

Atheneu

EDITORA ATHENEU

São Paulo —	Rua Jesuíno Pascoal, 30 Tel.: (11) 2858-8750 Fax: (11) 2858-8766 E-mail: atheneu@atheneu.com.br
Rio de Janeiro —	Rua Bambina, 74 Tel.: (21) 3094-1295 Fax.: (21) 3094-1284 E-mail: atheneu@atheneu.com.br
Belo Horizonte —	Rua Domingos Vieira, 319 – cj. 1.104

Produção Editorial: *Valor Editorial*
Capa: Paulo Verardo

CIP- BRASIL. CATALOGAÇÃO NA PUBLICAÇÃO
SINDICATO NACIONAL DOS EDITORES DE LIVROS, RJ

D526

Diagnóstico e tratamento baseado em casos clínicos / Álvaro Avezum ... [et al.]. - 1. ed. - Rio de Janeiro : Atheneu, 2018.
: il.

Inclui bibliografia
ISBN 978-85-388-0836-7

17-44429

CDD: 616.1
CDU: 616.1

29/08/2017   01/09/2017

Índice para catálogo sistemático:
1. Cardiologia - Estudo de casos I. Azevum, Álvaro.

EDITORES

ÁLVARO AVEZUM

Cardiologista. Epidemiologista. Doutor em Cardiologia pela Faculdade de Medicina da Universidade de São Paulo. Diretor da Divisão de Pesquisa do Instituto Dante Pazzanese de Cardiologia. Professor Pleno no Programa de Pós-Graduação em Cardiologia do Instituto Dante Pazzanese de Cardiologia e da Universidade de São Paulo.

IBRAIM MASCIARELLI FRANCISCO PINTO

Doutor em Medicina pela Faculdade de Medicina da Universidade de São Paulo. Médico Master do Grupo Fleury Medicina e Saúde. Diretor do Serviço de Métodos Complementares do Instituto Dante Pazzanese de Cardiologia.

MARCELO GARCIA LEAL

Médico Assistente da Divisão de Cardiologia do Hospital das Clínicas da Faculdade de Medicina de Ribeirão Preto da Universidade de São Paulo. Chefe do Serviço de Cardiologia e Cirurgia Cardiovascular do Hospital Santa Casa de Ribeirão Preto.

MARIA CRISTINA DE OLIVEIRA IZAR

Professora Livre-Docente da Disciplina de Cardiologia da Universidade Federal de São Paulo. Vice-Presidente do Departamento de Aterosclerose da Sociedade Brasileira de Cardiologia (Biênio 2016-2017). Diretora de Publicações da Sociedade de Cardiologia do Estado de São Paulo (Biênio 2016-2017).

ANDRÉ LEONARDO FIDELIS DE MOURA

Especialista em Cardiologia pela Sociedade Brasileira de Cardiologia. Membro Habilitado em Estimulação Cardíaca Artificial pelo Departamento de Estimulação Cardíaca Artificial da Sociedade Brasileira de Cirurgia Cardiovascular. Chefe da Unidade Coronariana e Pós-Operatório de Cirurgia Cardíaca da Santa Casa de Ribeirão Preto. Chefe da Enfermaria de Cardiologia da Santa Casa de Ribeirão Preto. Professor de Cardiologia do Centro Universitário Barão de Mauá.

ANTONIO CARLOS CAMARGO CARVALHO

Professor Titular de Cardiologia da Universidade Federal de São Paulo.

BRUNO CARAMELLI

Professor-Associado III (Livre-Docente) da Disciplina de Cardiologia da Faculdade de Medicina da Universidade de São Paulo. Diretor da Unidade de Medicina Interdisciplinar em Cardiologia do Instituto do Coração do Hospital das Clínicas da FMUSP. Presidente do Grupo de Avaliação Perioperatória da Sociedade Brasileira de Cardiologia.

BRUNO PEREIRA VALDIGEM

Eletrofisiologista Clínico e Invasivo do Instituto Dante Pazzanese de Cardiologia e do Hospital Israelita Albert Einstein. Especialista em Estimulação Cardíaca Artificial. Doutor em Ciências pela Escola Paulista de Medicina da Universidade Federal de São Paulo.

CARLOS ALBERTO CYRILLO SELLERA

Mestre em Medicina pela Escola Paulista de Medicina. Chefe do Serviço de Cardiologia da Santa Casa de Santos. Título de Especialista em Cardiologia pela Sociedade Brasileira de Cardiologia e pela Associação Médica Brasileira. Diretor Científico da Sociedade de Cardiologia do Estado de São Paulo – Regional Santos. Título de Habilitação em Ergometria pela Sociedade Brasileira de Cardiologia e pela Associação Médica Brasileira.

CARLOS COSTA MAGALHÃES

Doutor em Medicina pela Faculdade de Medicina da Universidade de São Paulo. Médico Assistente da Unidade Clínica de Aterosclerose do Instituto do Coração do Hospital das Clínicas da FMUSP.

DANIEL JOGAIB DAHER

Especialista em Cardiologia pela Associação Médica Brasileira e pela Sociedade Brasileira de Cardiologia. Especialista em Medicina do Esporte pela Associação Médica Brasileira e pela Sociedade Brasileira de Medicina do Exercício e do Esporte. Cardiologista da Clínica Integrada de Medicina do Esporte e Exercício do Hospital do Coração. *Fellow* da Sociedade Europeia de Cardiologia. Presidente do Grupo de Estudos em Cardiologia do Esporte do Departamento de Ergometria, Exercício, Cardiologia Nuclear e Reabilitação Cardiovascular da Sociedade Brasileira de Cardiologia.

DORIVAL JULIO DELLA TOGNA

Médico. Chefe da Seção Médica Hospitalar de Valvopatias do Instituto Dante Pazzanese de Cardiologia. Doutor em Ciências pelo Instituto Dante Pazzanese de Cardiologia e pela Universidade de São Paulo.

EDILEIDE DE BARROS CORREIA

Título de Especialista em Cardiologia pela Sociedade Brasileira de Cardiologia. Chefe da Seção de Miocardiopatias do Instituto Dante Pazzanese de Cardiologia.

FABIANA MARQUES

Mestre em Clínica Médica pela Faculdade de Medicina de Ribeirão Preto da Universidade de São Paulo. Médica Assistente do Centro de Cardiologia do Hospital das Clínicas da FMRP-USP.

FERNANDO NOBRE

Coordenador da Unidade de Hipertensão do Hospital das Clínicas da Faculdade de Medicina de Ribeirão Preto da Universidade de São Paulo-.

GILMAR VALDIR GREQUE

Doutor em Cardiologia pelo Instituto de Cardiologia do Hospital das Clínicas da Faculdade de Medicina da Universidade de São Paulo. Médico Intensivista pela Associação Médica Brasileira. Cardiologista Clínico pelo Instituto de Moléstias Cardiovasculares. Cardiologista pela Associação Médica Brasileira e pela Sociedade Brasileira de Cardiologia.

IEDA BISCEGLI JATENE

Doutora em Medicina pela Faculdade de Medicina da Universidade de São Paulo. Coordenadora do Serviço de Cardiopatias Congênitas e Cardiologia Pediátrica do Hospital do Coração. Primeira Secretária da Diretoria da Sociedade de Cardiologia do Estado de São Paulo (Biênio 2016-2017).

JULIA GARCIA LEAL ELIAS

Coordenadora do Serviço de Ecocardiografia do Hospital e Maternidade Celso Pierro da Pontifícia Universidade Católica de Campinas. Médica Ecocardografista do Hospital Vera Cruz de Campinas/SP. Médica Ecocardiografista do Grupo Fleury Medicina e Saúde.

LUCAS COLOMBO GODOY

Médico pela Escola Paulista de Medicina da Universidade Federal de São Paulo. Cardiologista pelo Instituto do Coração do Hospital das Clínicas da Faculdade de Medicina da Universidade de São Paulo. Médico da Unidade de Emergências do Instituto do Coração do HCFMUSP.

LUCIANA OLIVEIRA CASCAES DOURADO

Doutora em Ciências pela Faculdade de Medicina da Universidade de São Paulo. Médica Assistente da Unidade de Coronariopatias Crônicas do Instituto do Coração do Hospital das Clínicas da Faculdade de Medicina da Universidade de São Paulo. Médica Pesquisadora do Núcleo de Estudos e Pesquisa em Angina Refratária do Instituto do Coração do Hospital das Clínicas da FMUSP. Especialista em Cardiologia pela Sociedade Brasileira de Cardiologia.

LUIZ ANTÔNIO MACHADO CÉSAR

Professor Livre-Docente em Cardiologia pela Faculdade de Medicina da Universidade de São Paulo. Professor-Associado de Cardiologia do Departamento de Cardiopneumologia da FMUSP.

MARCELO GARCIA LEAL

Médico Assistente da Divisão de Cardiologia do Hospital das Clínicas da Faculdade de Medicina de Ribeirão Preto da Universidade de São Paulo. Chefe do Serviço de Cardiologia e Cirurgia Cardiovascular do Hospital Santa Casa de Ribeirão Preto.

MÁRCIO JANSEN DE OLIVEIRA FIGUEIREDO

Professor da Disciplina de Cardiologia da Faculdade de Ciências Médicas da Universidade Estadual de Campinas. Responsável pelo Serviço de Eletrofisiologia do Hospital das Clínicas da UNICAMP. Médico Cardiologista pela Sociedade Brasileira de Cardiologia. Doutor em Cardiologia pela UNICAMP. Especialista em Eletrofisiologia Cardíaca pela Sociedade Brasileira de Arritmias Cardíacas. *Fellow* em Eletrofisiologia do Hospital Clínic de Barcelona (Espanha).

MARCUS VINICIUS SIMÕES

Livre-Docente em Cardiologia pela Faculdade de Medicina de Ribeirão Preto da Universidade de São Paulo. Professor-Associado do Departamento de Clínica Médica da Divisão de Cardiologia. Coordenador da Clínica de Insuficiência Cardíaca do Hospital das Clínicas da FMRP-USP.

NATALIA DE FREITAS JATENE BARANAUSKAS

Especialista em Pediatria. Pediatra pelo Hospital Infantil Darcy Vargas. Cardiopediatra pelo Hospital do Coração.Residência em UTI Cardiológica Pediátrica.

NILSON TAVARES POPPI

Doutor em Ciências – Programa de Cardiologia da Faculdade de Medicina da Universidade de São Paulo. Especialista em Cardiologia pela Sociedade Brasileira de Cardiologia. Médico Assistente da Unidade Clínica de Coronariopatia Crônica do Instituto do Coração do Hospital das Clínicas da FMUSP.

PAULO HENRIQUE MAIA VILELA

Médico pela Universidade Federal do Triângulo Mineiro. Residência em Clínica Médica pela Universidade Federal do Triângulo Mineiro. Médico Residente em Cardiologia pela Faculdade de Medicina de São José do Rio Preto.

PEDRO IVO DE MARQUI MORAES

Graduação em Medicina e Residência em Clínica Médica e em Cardiologia pela Escola Paulista de Medicina da Universidade Federal de São Paulo. Mestre em Tecnologias e Atenção à Saúde com Enfoque em Coronariopatias Agudas pela Escola Paulista de Medicina da UNIFESP. *Fellow in Training American College of Cardiology* (2014-2015). Médico Preceptor Assistente no Setor de Emergências Cardiovasculares da Escola Paulista de Medicina da UNIFESP.

PEDRO SILVIO FARSKY

Doutor em Medicina pela Faculdade de Medicina da Universidade de São Paulo. Pós-Doutorado em Cardiologia pelo Instituto Dante Pazzanese de Cardiologia. Médico Coronária Hospitalar do Instituto Dante Pazzanese de Cardiologia.

RAPHAEL GONÇALVES DE OLIVEIRA

Médico pela Universidade de Uberaba. Residência em Clínica Médica pela Universidade Federal de Uberlândia. Residência em Cardiologia pela Faculdade de Medicina de São José do Rio Preto.

RENATO BORGES FILHO

Título de Especialista em Cardiologia pela Associação Médica Brasileira e pela Sociedade Brasileira de Cardiologia. Médico Assistente da Seção de Miocardiopatias do Instituto Dante Pazzanese de Cardiologia.

RENATO KAWAHISA LEVIN

Médico pela Faculdade de Medicina da Universidade Santo Amaro. Residência em Clínica Médica pelo Complexo Hospitalar Edmundo Vasconcelos. Médico Cardiologista pelo Hospital Israelita Albert Einstein.

THIAGO FLORENTINO LASCALA

Médico Cardiologista do Centro de Cardiologia do Hospital das Clínicas da Faculdade de Medicina de Ribeirão Preto da Universidade de São Paulo.

TIAGO COSTA BIGNOTO

Cardiologista e Ecocardiografista pela Sociedade Brasileira de Cardiologia. Médico Assistente da Seção de Valvopatias do Instituto Dante Pazzanese de Cardiologia.

VAMBERTO BENEDITO MANSUR FOSCHINI

Médico Cardiologista do Centro de Cardiologia do Hospital das Clínicas da Faculdade de Medicina de Ribeirão Preto da Universidade de São Paulo.

VIRGILIO RODRIGUES SILVA DE MORAES

Graduado em Medicina pela Faculdade de Ciências Médicas da Universidade Estadual de Campinas. Residência de Clínica Médica e Cardiologia pela Faculdade de Ciências Médicas da Universidade Estadual de Campinas.

Prefácio

A boa prática médica exige que nossas decisões na prática profissional diária tenham como fundamento a medicina baseada em evidências e as diferentes diretrizes disponibilizadas por sociedades brasileiras e internacionais. Sem dúvida, essas ferramentas auxiliam e podem servir como ponto de partida para o manejo de muitos casos, mas não faltam no cotidiano da medicina situações desafiadoras, que não se encaixam perfeitamente em ensaios randomizados e para os quais as diretrizes não apresentam todas as respostas que necessitamos.

Para tentar auxiliar o médico a vencer estes desafios, a Sociedade de Cardiologia do Estado de São Paulo (SOCESP), há alguns anos, introduziu no seu congresso anual sessões de casos clínicos que foram muito bem recebidas e que levaram, em 2016 à criação do Congresso Brasileiro de Casos Clínicos. O sucesso dessas atividades nos estimularam a criar o presente livro que tenta apresentar, de modo didático e prático, soluções encontradas em alguns dos mais relevantes cenários clínicos desafiadores que foram apresentados, seja nos congressos da SOCESP de 2016 e 2017 ou no primeiro Congresso Brasileiro de Casos Clínicos. Mais do que ter a pretensão de oferecer todas as respostas para este tipo de situações clínicas, esta obra quer demonstrar como colegas de grande experiência raciocinaram para determinar o diagnóstico e para tratar pacientes, cujas queixas, sintomas e sinais não se encaixavam perfeitamente nas diretrizes ou nos ensaios clínicos disponíveis na literatura. O leitor poderá observar em que medida o conhecimento consagrado foi utilizado, quanto se adaptou e quanto se inovou em graus diferentes de complexidade, bem como terá acesso à evolução de casos reais com os quais poderá identificar muitos de seus pacientes. O tratamento é destacado em cada um dos capítulos e se encontra adaptado à realidade brasileira, o que torna o interesse por este livro ainda maior.

Os autores foram selecionados com base tanto na sua expressão científica como na sua experiência prática. E queremos agradecer a todos e a cada um pelo tempo dedicado na elaboração do material aqui contido e cuja qualidade ímpar pode ser atestada por todos os que tiverem acesso a esta obra. Sem o entusiasmo e o empenho de cada um, este livro não seria possível.

Quero também agradecer aos diretores do biênio 2016-2017 que não apenas apoiam novas ideias e projetos como esse, mas também muito colaboraram para que este livro fosse publicado. Naturalmente, porém, não posso deixar de destacar o excelente trabalho feito pelos meus coeditores, bem como registrar o trabalho incansável da nossa diretoria de publicações, que consegue inovar e produzir um livro em curto espaço de tempo, mas rico em qualidade.

Finalmente, quero agradecer o empenho e a dedicação da Editora Atheneu, que não mediu esforços para materializar esta obra que, sinceramente espero, seja uma aliada no dia a dia de todos os cardiologistas.

Ibraim Masciarelli Francisco Pinto
Presidente da Sociedade de Cardiologia do Estado de São Paulo
(Biênio 2016-2017)

SUMÁRIO

1 Dor no Peito e Tontura ao Esforço

MARCELO GARCIA LEAL • FABIANA MARQUES

IDENTIFICAÇÃO

JPA, 44 anos, masculino, branco, natural de São Paulo, procedente de Ribeirão Preto, juiz de futebol.

ANAMNESE

Há 1 ano apresenta, aos grandes esforços, dispneia e episódios súbitos e fugazes de tontura, turvação visual, sudorese fria e fraqueza intensa de membros inferiores. Há 5 meses os sintomas progrediram para moderados esforços e passou a apresentar, associadamente, dor torácica anterior difusa em opressão com irradiação para dorso e melhora ao repouso.

ANTECEDENTES PESSOAIS E FAMILIARES

Sem histórico de tabagismo, diabetes, dislipidemia ou hipertensão.

Sem histórico familiar de doença arterial coronariana.

Linfoma Hodgkin há 23 anos, tratado com quimioterapia e radioterapia cervical e mediastinal. Estenose carotídea bilateral, submetido a angioplastia há 8 anos.

EXAME FÍSICO

Bom estado geral, corado, sem edemas. Peso = 72,2 kg; altura = 1,71 m; IMC = 24,4.

Ausculta cardíaca e pulmonar sem alterações. FC = 78 bpm; PA = 140x80 (membro superior esquerdo) e 125x70 mmHg (membro superior direito).

Sem estase jugular. Sem sopro carotídeo. Pulsos amplos e simétricos.

EXAMES LABORATORIAIS

Glicemia = 89 mg/dL	TSH = 18	Colesterol total = 247 mg/dL
Ureia = 36 mg/L	Hemoglobina = 12,7 g/dL	HDL = 42 mg/dL
Creatinina = 1,26 mg/L	Hematócrito = 40%	LDL = 151 mg/dL
Potássio = 3,8 meq/L	Plaquetas = 303.000/mm^3	Triglicérides = 268 mg/dL

ELETROCARDIOGRAMA (ECG)

Ritmo sinusal. Bloqueio de ramo direito (Figura 1.1).

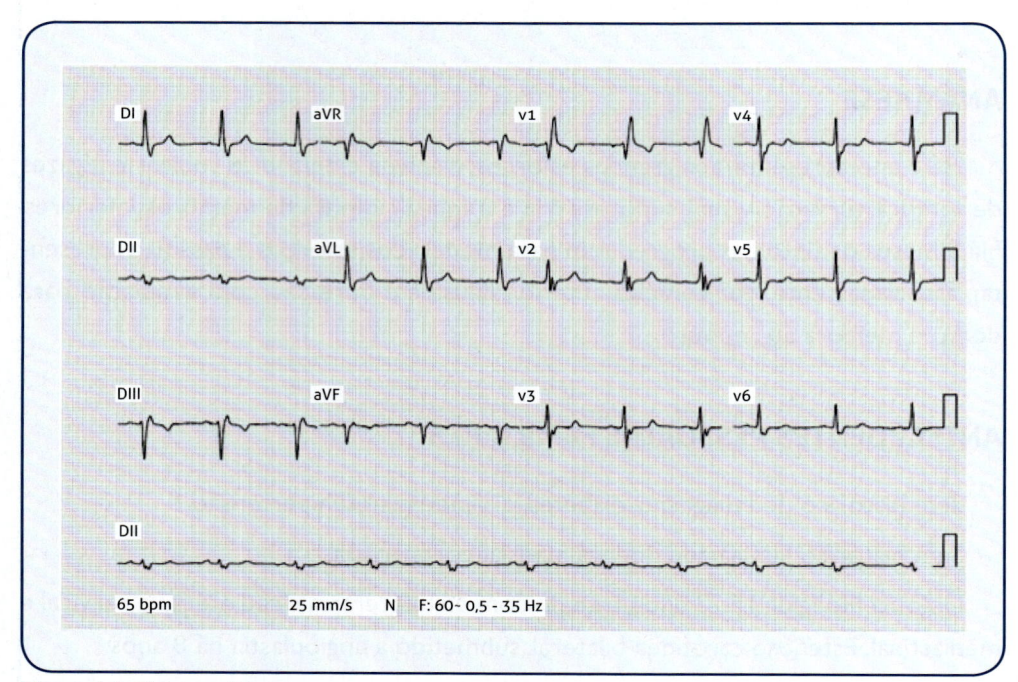

Figura 1.1. Eletrocardiograma.

ECOCARDIOGRAMA

Dilatação leve de átrio esquerdo. Ventrículos com dimensões normais. Mobilidade segmentar de ventrículo esquerdo sem anormalidades. Desempenho sistólico do ventrículo esquerdo preservado. FEVE (2D): 58%.

Teste ergométrico

Teste interrompido por pré-síncope. Atingiu 11 METs. Presença de importante *deficit* cronotrópico. Apresentou BAV 2:1 no pico do esforço evoluindo para BAV de alto grau, sintomático, durante recuperação (Figura 1.2). Após realização do teste ergométrico, paciente foi submetido a implante de marca-passo e prosseguiu-se investigação da dor torácica.

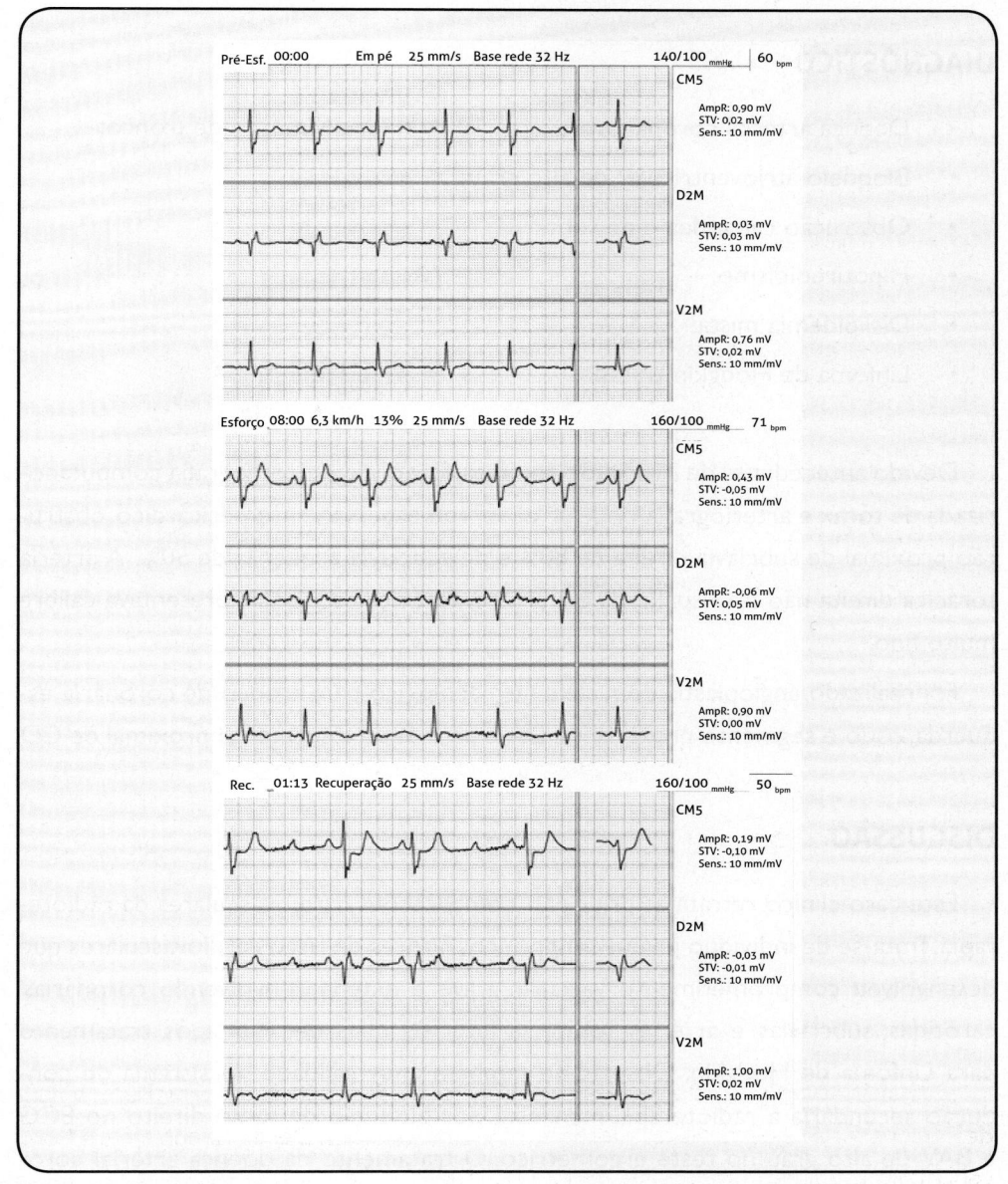

Figura 1.2. Teste ergométrico.

CINEANGIOCORONARIOGRAFIA

Tronco curto e afilado difusamente. Lesões segmentares graves em segmentos proximais de descendente anterior (DA), coronária direita (CD) e circunflexa (CX).

Foi iniciado tratamento medicamentoso com: atenolol 50 mg, enalapril 10 mg, AAS 100 mg, atorvastatina 20 mg, levotiroxina 25 mcg e foi indicada cirurgia de revascularização miocárdica.

DIAGNÓSTICO

- Doença arterial coronariana triarterial com envolvimento de tronco;
- Bloqueio atrioventricular de alto grau;
- Obstrução carotídea e de subclávia;
- Hipotireoidismo;
- Dislipidemia mista;
- Linfoma de Hodgkin tratado.

Devido antecedente de irradiação torácica, foi solicitado tomografia computadorizada de tórax e arteriografia onde se observou espessamento pericárdico, obstrução proximal de subclávia direita de 80% e de subclávia esquerda de 50%. A artéria torácica direita não foi visualizada e a artéria torácica esquerda apresentava calibre muito fino.

Foi realizado angioplastia com *stent* farmacológico para tronco de coronária esquerda, óstio e segmento proximal de DA e para óstio e segmento proximal de CD.

DISCUSSÃO

Este caso clínico retrata as principais complicações cardiovasculares da radioterapia. Trata-se de indivíduo jovem com poucos fatores de risco cardiovasculares que desenvolveu comprometimento vascular grave e extenso envolvendo coronárias, carótidas, subclávias e artérias torácicas internas duas décadas após tratamento para Linfoma de Hodgkin. Observa-se também anormalidade no sistema de condução secundária à radioterapia manifesta por bloqueio de ramo direito no ECG e BAV de alto grau no teste ergométrico. O tratamento da doença arterial coronariana (DAC) através de cirurgia de revascularização miocárdica não foi possível para este caso devido às limitações impostas pelo tratamento radioterápico prévio. A radioterapia promove melhora significativa da sobrevida de portadores de câncer de mama, linfoma e outras doenças malignas do tórax, no entanto, a maior sobrevida está associada a complicações cardiovasculares tardias. Doença cardiovascular (DCV) é uma das principais causas de morte neste grupo de pacientes. As complicações ocorrem, geralmente, décadas após o tratamento e estão diretamente relacionadas com a dose total de radiação, volume de coração irradiado, técnica de radioterapia utilizada, administração concomitante de agentes quimioterápicos cardiotóxicos como antraciclinas e trastuzumabe, idade jovem ao tratamento e presença de outros fatores de risco para DAC como hipertensão e tabagismo. O reconhecimento da cardiotoxicidade secundária à radioterapia levou a melhoria das técnicas visando minimizar danos cardiovasculares apesar de ainda permanecer um potencial risco residual. O espectro da DCV induzida por radiação é amplo e pode potencialmente envolver qualquer componente cardíaco, incluindo pericárdio, miocárdio, válvulas, coronárias, microcirculação e sistema de condução assim como carótidas, aorta e subclávias. Pericardite é a complicação cardíaca mais comum da irradiação torácica, com apresentação aguda e precoce que se manifesta por espessamento ou efusão pericárdica podendo progredir para tamponamento ou pericardite constrictiva. Acometimento valvar é comum e mais proeminente à esquerda. A irradiação torácica pode causar fibrose miocárdica e disfunção diastólica mais frequentemente do que disfunção sistólica, levando a cardiomiopatia restritiva. Várias anormalidades no sistema de condução estão relacionadas à radioterapia incluindo bradicardia, bloqueio atrioventriculares de graus variáveis e doença do nó sinusal. Bloqueio de ramo direito é mais comumente observado do que esquerdo devido a localização mais anterior do ventrículo direito e consequente maior exposição à radiação. A exposição à radioterapia aumenta a incidência de aterosclerose acelerada e DAC prematura em indivíduos relativamente jovens com poucos ou nenhum fator de risco clássico para aterosclerose. As estenoses coronarianas podem ser secundárias à injúria e proliferação da íntima ou por formação de placas ateroscleróticas. As placas tendem a ser mais fibrosas e com menor conteúdo lipídico promovendo estenoses longas e concêntricas. O acometimento arterial reflete a distribuição de dose da radiação, com predomínio das lesões nos segmentos proximais de tronco, descendente anterior e coronária direita. A maioria das lesões é passível de tratamento cirúrgico ou percutâneo. O tratamento percutâneo pode ser a primeira escolha em alguns casos uma vez que complicações regionais pós-irradiação podem limitar a opção cirúrgica. A taxa de reestenose pós-angioplastia parece ser mais elevada neste grupo de pacientes, entretanto, não há dados na era dos *stents* farmacológicos. As artérias mamárias internas podem estar friáveis e comprometidas por obstrução e afilamento, estando inadequadas para utilização em até 50% dos casos. Angiografia de vasos intratorácicos é recomendada de rotina no preparo pré-operatório. Deve-se também considerar o impacto potencial de alterações actínicas na estruturas torácicas como pele, tecidos do mediastino e pulmões. Aderências envolvendo vasos e obliterando planos anatômicos torna a cirurgia tecnicamente difícil e pode representar um desafio para o cirurgião. Pacientes com irradiação torácica prévia submetidos à cirurgia cardíaca apresentam maior tempo de hospitalização, maior incidência de fibrilação atrial em pós-operatório, maior necessidade de implante de marca-passo e maior taxa de mortalidade. Portanto, deve-se considerar individualmente a relação risco-benefício de cada abordagem para uma escolha apropriada entre intervenção cirúrgica e intervenção percutânea em indivíduos com histórico de irradiação torácica.

LEITURA SUGERIDA

1.   I Diretriz Brasileira de Cardio-Oncologia da Sociedade Brasileira de Cardiologia. Arq Bras Cardiol. 2011;96(2 supl1):1-52.

2.   Jaworski C, Mariani JA, Wheeler G, Kaye DM. Cardiac Complications of Thoracic Irradiation. JACC. 2013;61(23):2319-28.

3.   Moreira LAR, Silva EN, Ribeiro ML, Martins WA. Efeitos cardiovasculares da radioterapia no paciente com câncer. Rev Assoc Med Bras. 2016;62(2):192-196.

LUCAS COLOMBO GODOY • BRUNO CARAMELLI

INTRODUÇÃO

O manejo de pacientes que necessitam de terapia anticoagulante associada à dupla antiagregação plaquetária – o que vem sendo denominado de terapia tripla – constitui verdadeiro desafio para o cardiologista clínico. Inúmeras são as combinações possíveis de fármacos a serem utilizadas nesses pacientes, bem como inúmeros são os cenários clínicos nos quais a terapia tripla poderia ser aplicada. A pequena disponibilidade de ensaios clínicos capazes de contemplar toda essa diversidade de situações, associado aos potenciais eventos adversos advindos do emprego concomitante de antiagregantes e anticoagulantes, tornam essa terapêutica bastante peculiar.

CASO 1

IDENTIFICAÇÃO

Mulher, 72 anos, natural e procedente de São Paulo, pianista, casada, procurou atendimento cardiológico em consultório para avaliação perioperatória, sendo que, no momento, está sem sintomas cardiovasculares.

ANAMNESE

A paciente é previamente hipertensa, diabética e ex-tabagista (abstemia há 30 anos) e é portadora de fibrilação atrial (FA) permanente. Há 3 meses apresentou episódio de síndrome coronária aguda (infarto agudo do miocárdio sem supradesnível do segmento ST), com necessidade de implante de um *stent* farmacológico em terço médio da artéria coronária descendente anterior, sem lesões residuais significativas. Evoluiu sem intercorrências imediatas. Há cerca de 6 semanas, iniciou quadro de sangramento nas fezes. Realizou tomografia computadorizada que evidenciou possível neoplasia intestinal. No momento necessita realizar colonoscopia para prosseguir com a investigação diagnóstica. Nega mudança de hábito intestinal, emagrecimento e queixas relevantes de outros aparelhos.

Com relação à fibrilação atrial, a paciente perfazia cinco pontos no *score* de CHA2DS2-VASc e três pontos no HAS-BLED. Sendo assim, vinha em uso regular de terapia anticoagulante oral. Antes do infarto, utilizava rivaroxabana, mas após o evento, por opção do médico assistente, foi realizada a troca de rivaroxabana para varfarina, com bom controle do RNI. Além disso, vinha em uso regular de: AAS 100 mg/dia; clopidogrel 75 mg/dia; enalapril 20 mg 2x/dia; atenolol 50 mg 1x/dia; rosuvastatina 20 mg/dia; metformina 500 mg 2x/dia; sitagliptina 50 mg 2x/dia (em associação); pantoprazol 40 mg VO.

EXAME FÍSICO

Ao exame físico, estava em bom estado geral, descorada +/4, hidratada, anictérica, acianótica, afebril; PA: 130x80 mmHg; FC: 78 bpm; bulhas arrítmicas, sem sopros; sem sinais de congestão direita ou esquerda.

EXAMES LABORATORIAIS

Trouxe os seguintes exames laboratoriais:

Glicose = 112 mg/dL	Hemoglobina = 10,2 g/dL	Colesterol total = 151 mg/dL
Hemoglobina glicada = 7,1%	Hematócrito = 31%	HDL = 49 mg/dL
Ureia = 24 mg/L	Leucócitos = 8.730 (0/80)	LDL = 82 mg/dL
Creatinina = 0,8 mg/L	Plaquetas = 331.000/mm³	Triglicérides = 103 mg/dL
RNI = 2,4	TTPA R = 1,1	Eletrólitos normais

EXAMES COMPLEMENTARES

A paciente realizou o eletrocardiograma e a radiografia de tórax (Figuras 2.1 e 2.2).

ELETROCARDIOGRAMA (ECG)

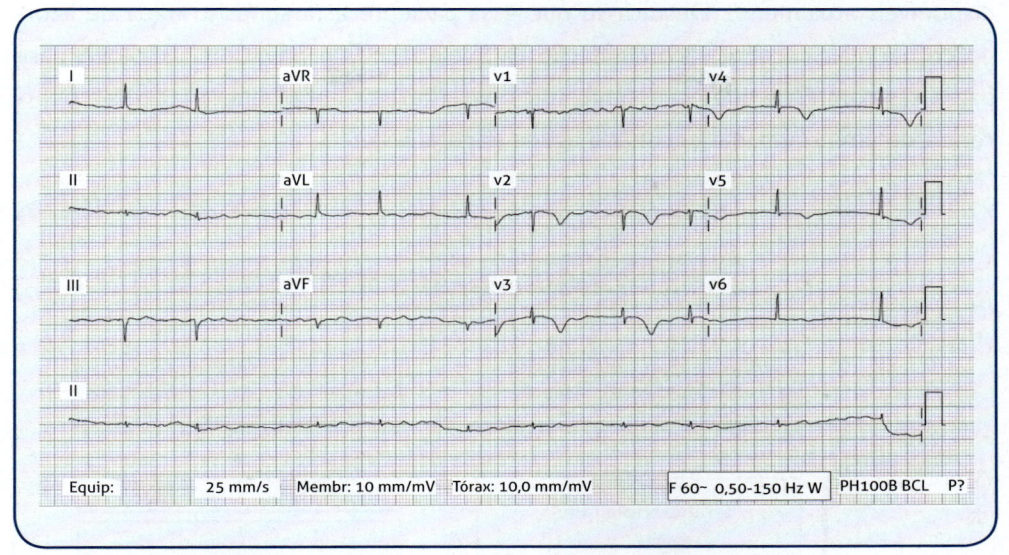

Figura 2.1. Eletrocardiograma da paciente em ritmo de fibrilação atrial.

RADIOGRAFIA DE TÓRAX

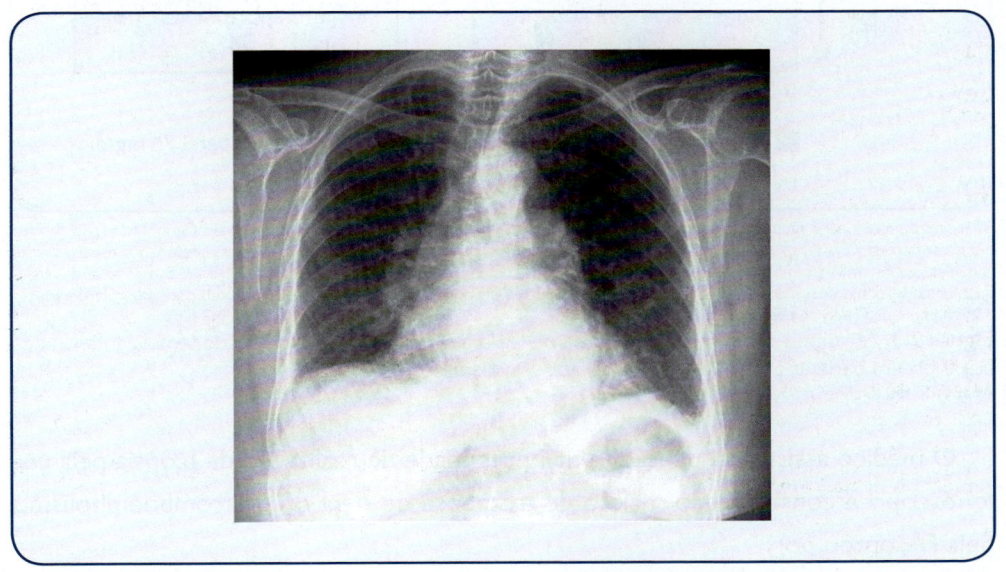

Figura 2.2. Radiografia de tórax.

TERAPÊUTICA ADOTADA, EVOLUÇÃO E DISCUSSÃO DO CASO

Com base em todos esses exames, qual a orientação se deve seguir em relação à anticoagulação e antiagregação?

Esta não é uma pergunta fácil de ser respondida com os dados de literatura disponíveis atualmente. Destaca-se que essa paciente está sendo tratada de acordo com a mais recente recomendação da Sociedade Europeia de Cardiologia para pacientes com FA e que necessitam adicionar a terapia antiplaquetária após a ocorrência de uma síndrome coronária aguda (Figura 2.3).

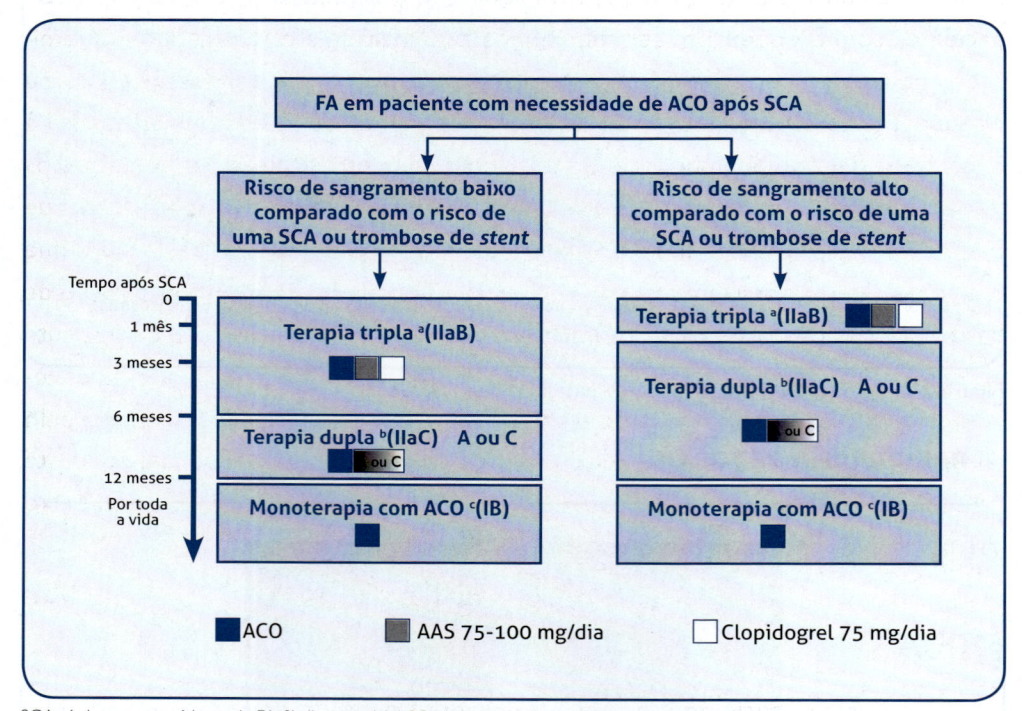

SCA: síndrome coronária aguda; FA: fibrilação atrial; ACO: anticoagulação oral (usando anticoagulantes orais antagonistas ou não antagonistas da vitamina K); A: terapia dupla com ACO e AAS ou clopidogrel pode ser considerada em pacientes selecionados, especialmente naqueles que não receberam um *stent* ou após ter transcorrido um período prolongado do evento índice; B: ACO mais terapia antiplaquetária com apenas uma medicação; C: terapia dupla com ACO e um antiplaquetário (AAS ou clopidogrel) pode ser considerada no paciente com alto risco de eventos coronários.

Figura 2.3. Algoritmo da Sociedade Europeia de Cardiologia para decisão clínica de terapia antitrombótica tripla em pacientes com fibrilação atrial após síndrome coronária aguda..
Adaptado de: Kirchhof P, 2016.

O médico assistente, pensando na necessidade de realização de biópsia pela colonoscopia e considerando o risco de trombose de *stent* ou de tromboembolismo pela FA, optou por:

- suspensão do clopidogrel cinco 5 antes da colonoscopia;

- manutenção do AAS;

- suspensão da varfarina 5 dias antes da colonoscopia, realizando ponte de heparina.

Encontra-se suporte para essa conduta na III Diretriz de Avaliação Cardiovascular Perioperatória da Sociedade Brasileira de Cardiologia, de 2017. Segundo esse documento, a conduta mais aceita nessa situação é a manutenção da aspirina e suspensão do segundo antiplaquetário (classe de recomendação I, com nível de evidência B), suspensão da varfarina (IB) e realização da ponte (IIaC). Como contraponto, vale considerar que, em 2015, foi publicado o estudo BRIDGE, no qual 1.884 pacientes com FA que iriam ser submetidos a uma cirurgia eletiva foram randomizados para a receber ponte de heparina de baixo peso molecular (dalteparina) ou placebo. Neste estudo, houve não inferioridade de ambas as estratégias quanto à ocorrência de tromboembolismo arterial, com aumento significativo de episódios de sangramento nos pacientes que realizaram a ponte. Destaca-se, entretanto, que o *score* CHA2DS2-VASc médio dos pacientes incluídos no estudo foi de 2,3 e que poucos pacientes possuíam *score* de 4 ou mais, o que configuraria uma população de baixo a moderado risco para fenômenos tromboembólicos (o escore da paciente do caso é 5). Esse fato poderia ser responsável, de um lado, pela ausência de benefício da ponte pelo baixo risco de embolização neste grupo e, do outro lado, pelo aumento de hemorragia associado à ponte com dalteparina. A conclusão deste estudo pode ser aplicada a pacientes com perfil semelhante, isso é, FA com baixo risco tromboembólico pelo CHA2DS2-VASc.

EVOLUÇÃO

Na evolução, a paciente retomou a terapia de uso anterior (AAS, clopidogrel e varfarina) e retornou à consulta com o resultado do exame. A colonoscopia evidenciou lesão de grandes dimensões, irregular, no cólon transverso, próximo ao ângulo esplênico. O anatomopatológico concluiu se tratar de adenocarcinoma infiltrativo de cólon, sendo indicado tratamento cirúrgico.

Neste momento, a questão que se coloca é diferente: como lidar com os anticoagulantes e antiagregantes no perioperatório, sendo que estamos há cerca de dez semanas do implante do *stent*?

Após discussão com equipe cirúrgica, optou-se por uma orientação similar à utilizada para a colonoscopia, ou seja:

- suspensão do clopidogrel 5 dias antes da cirurgia;
- manutenção do AAS durante todo o perioperatório;
- suspensão da varfarina 5 dias antes da cirurgia, realizando ponte de heparina.

A III Diretriz de Avaliação Cardiovascular Perioperatória da Sociedade Brasileira de Cardiologia, menciona que "pacientes que precisam ser operados antes do término previsto da dupla antiagregação plaquetária após angioplastia [ou síndrome coronária aguda] devem receber AAS 100 mg/dia em todo perioperatório, com suspensão do clopidogrel cinco dias antes do procedimento e reintrodução o mais precoce possível, idealmente até o 5° pós-operatório". Essa recomendação também é endossada por um recente documento publicado pelo American College of Cardiology e American Heart Association sobre duração de terapia antiplaquetária dupla (IC).

A paciente realizou a cirurgia sem intercorrências, recebendo alta para casa no 5° dia de pós-operatório. Na alta, estava em uso combinado de varfarina com enoxaparina, com programação de colher novo RNI em cinco dias (vide esquema abaixo da ponte de heparina, na Figura 2.4), além de AAS e clopidogrel.

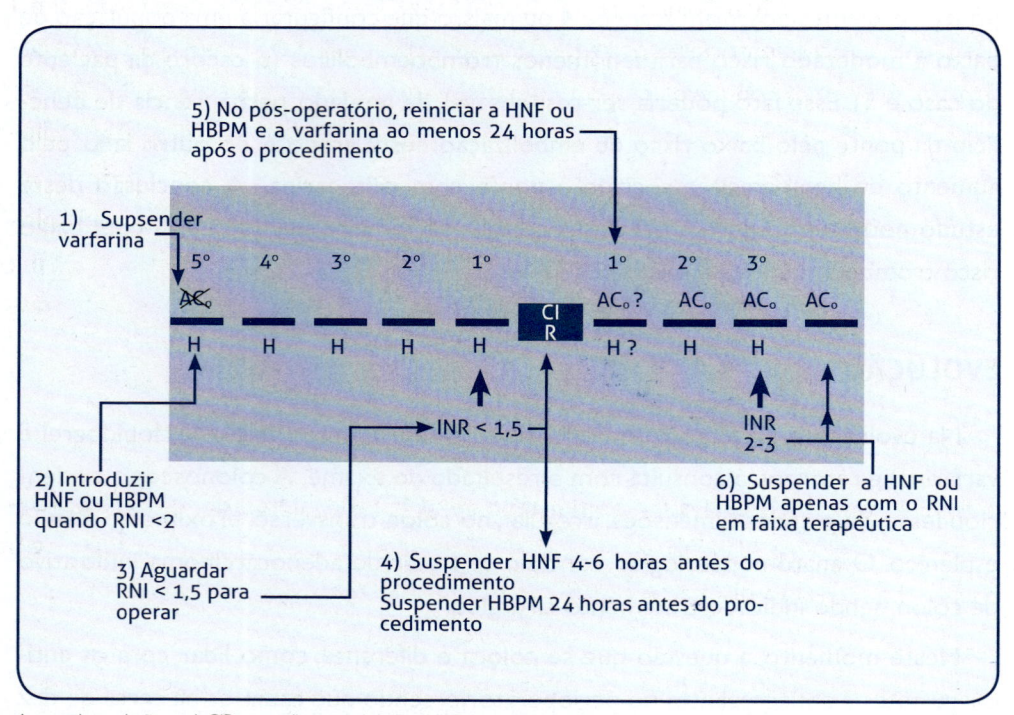

Aco: anticoagulação oral; CIR: procedimento cirúrgico; HNF: heparina não fracionada; HBPM: heparina de baixo peso molecular; H: representação para HNF ou HBPM; RNI: relação normatizada internacional.

Figura 2.4. Sugestão para realização de ponte de heparina no perioperatório.
Adaptado de: Lavitola PL, 2006. Gualandro DM, 2017.

CASO 2

IDENTIFICAÇÃO

Homem, 58 anos, natural e procedente de Ribeirão Preto (SP), advogado, casado, vem a consulta cardiológica de rotina após a alta hospitalar.

ANAMNESE

Trata-se de um paciente previamente hipertenso, dislipidêmico, com sobrepeso e que, há 6 meses, foi hospitalizado com infarto agudo do miocárdio com supradesnível do segmento ST. Na ocasião, poucos minutos depois da admissão hospitalar, apresentou parada cardiorrespiratória, sendo prontamente desfibrilado e encaminhado ao laboratório de hemodinâmica. No cateterismo foi visualizada oclusão proximal da artéria descendente anterior, tendo sido realizada angiopastia com *stent* farmacológico. Apresentou boa evolução clínica, recebendo alta hospitalar após dez dias de internação. Permaneceu com disfunção ventricular esquerda à alta (*vide* ecocardiograma mais adiante).

Na consulta pós-alta, apresentou-se com bom controle dos sintomas cardiológicos e em uso regular das seguintes medicações: AAS 100 mg/dia; ticagrelor 90 mg 2x/dia; enalapril 10 mg 2x/d; bisoprolol 5mg 1x/dia; espironolactona 25 mg; rosuvastatina 20 mg/dia; ezetimiba 10 mg; furosemida 40 mg 1x/dia.

EXAME FÍSICO

No exame físico, estava em bom estado geral, corado, hidratado, anictérico, acianótico, afebril; PA: 110x70 mmHg; FC: 66 bpm; bulhas rítmicas, sem sopros; sem sinais de congestão direita ou esquerda.

EXAMES LABORATORIAIS

O paciente trouxe os seguintes exames laboratoriais:

Glicose = 92 mg/dL	Hemoglobina = 13,5 g/dL	Colesterol total = 134 mg/dL
Hemoglobina glicada = %	Hematócrito = 40%	HDL = 46 mg/dL
Ureia = 18 mg/L	Leucócitos = 9.080 (0/70)	LDL = 67 mg/dL
Creatinina = 0,9 mg/L	Plaquetas = 320.000/mm³	Triglicérides = 108 mg/dL
RNI = 1,1	TTPA R = 1,0	Eletrólitos normais

EXAMES COMPLEMENTARES

Trouxe também radiografia de tórax (Figura 2.5), eletrocardiograma (Figura 2.6) e ecocardiograma (Tabela 2.1), realizado há 3 dias.

RADIOGRAFIA DE TÓRAX

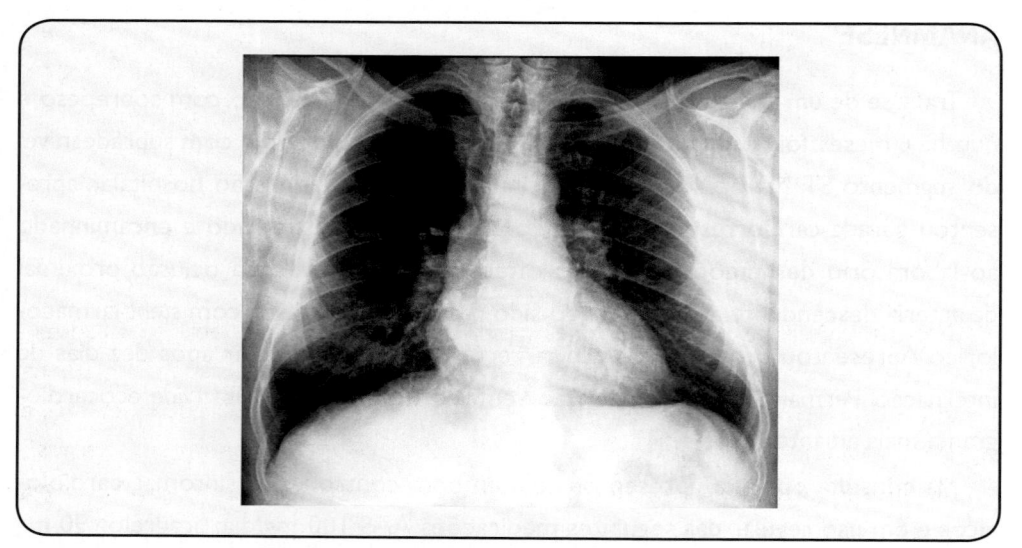

Figura 2.5. Radiografia de tórax.

ELETROCARDIOGRAMA (ECG)

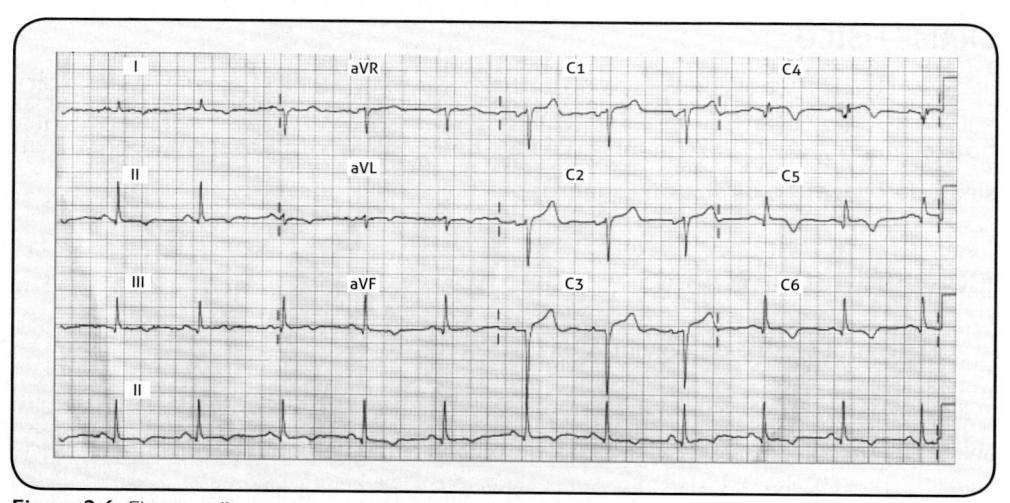

Figura 2.6. Eletrocardiograma.

ECOCARDIOGRAMA

Tabela 2.1. Ecocardiograma	
AE	44 mm
Septo VE	10 mm
Parede posterior VE	9 mm
DDVE	60 mm
DSVE	47 mm
FEVE	40%
Comprometimento sistólico do ventrículo esquerdo às custas de acinesia apical, septal anterior (segmento médio) e de parede anterior (segmento médio). Disfunção diastólica grau I. Sem alterações valvares significativas. Presença de imagem hiperecogênica, móvel, localizada em ápice de ventrículo esquerdo, medindo 13 X 15 mm, pediculada, sugestivo de trombo.	

TERAPÊUTICA ADOTADA, EVOLUÇÃO E DISCUSSÃO DO CASO

Como evidenciado no ecocardiograma, existe um trombo no ventrículo esquerdo. Qual a melhor conduta a ser adotada nessa situação? São escassos os dados na literatura relativos a pacientes que sofreram síndrome coronária aguda recente, e que são portadores de implante de *stent* farmacológico e que, no momento, necessitam de anticoagulação por um motivo que não seja FA. Após discussão com colegas da equipe em que trabalhava, o médico assistente optou por:

- suspensão do AAS;
- substituição do ticagrelor para clopidogrel 75mg/dia;
- introdução de varfarina 5 mg/dia, guiado pelo RNI (2,0 a 2,5).

A Tabela 2.2 traz as indicações de anticoagulação após infarto agudo do miocárdio, conforme a V Diretriz da Sociedade Brasileira de Cardiologia sobre Tratamento do Infarto Agudo do Miocárdio com Supradesnível do Segmento ST,

Em relação à suspensão do AAS e manutenção do clopidogrel, essa estratégia é uma das possibilidades sugeridas pela Sociedade Europeia de Cardiologia, apresentada anteriormente na Figura 2.3. O estudo pioneiro em testar a suspensão do AAS e manutenção do clopidogrel foi o WOEST *trial*, 2013. Neste trabalho, pacientes com diferentes indicações de anticoagulação (a maioria sendo por FA) e com necessidade de uso de dupla antiagregação após angioplastia coronária com *stent* (eletiva ou de urgência) foram randomizados de maneira aberta para receber apenas clopidogrel e varfarina **ou** clopidogrel, varfarina e AAS. Dentre os 573 participantes do estudo, verificou-se uma redução significativa do número de sangramentos em pacientes que não utilizaram o AAS.

Tabela 2.2. Indicações de anticoagulação após infarto agudo do miocárdio		
Procedimento: uso de anticoagulação oral em longo prazo com antagonistas da vitamina K	Classe	Nível de evidência
Fibrilação atrial persistente ou paraxística com $CHADS_2 \geq 2$	I	A
Próteses valvares mecânicas, tromboembolismo venoso ou estados de hipercoagulabilidade	I	C
Utilização pelo menor tempo possível de terapia tripla com AAS, inibidor P2Y12 e antagonistas da vitamina K devido ao risco de sangramento	I	A
Presença de trombo no ventrículo esquerdo com características emboligênicas	IIa	C
Uso por 3 meses nos casos de alteração da contratilidade envolvendo extensamente a parede miocárdica (acinesia ou discinesia apical anterior)	IIb	C

Destaque em cinza marcado pelos autores do capítulo, referente ao caso clínico apresentado.
Fonte: Piegas LS, 2015.

EVOLUÇÃO

O paciente retornou para consulta, após um mês, sem queixas cardiovasculares e sem novas alterações em exames físico ou laboratoriais. Mantinha o uso de clopidogrel 75 mg e de varfarina 5 mg/7,5 mg (de acordo com ajuste do RNI), além de demais medicações. O motivo de seu retorno precoce foi que o paciente retomou o seu acompanhamento urológico prévio, tendo indicação, no momento, de realizar biópsia prostática e, possivelmente, prostatectomia por alta suspeita clínica de neoplasia prostática.

Com relação à orientação a ser tomada em relação aos antiagregantes e anticoagulantes ante a necessidade de realização de biópsia prostática e prostatectomia, a equipe assistente optou por:

- suspensão do clopidogrel 5 dias antes da biópsia, retomando no dia após o procedimento;
- suspensão da varfarina 5 dias antes da biópsia, realizando ponte de heparina (última dose de heparina de baixo peso molecular 12 horas antes da biópsia e retomar 12 horas após, juntamente com varfarina).

Ressalta-se que caso haja necessidade de realizar prostatectomia, as orientações serão similares, devendo-se retomar o uso de clopidogrel e anticoagulantes no pós-operatório quando garantida hemostasia cirúrgica (em geral, 12 a 24 horas depois).

Comenta-se ainda que este paciente estava sem o uso de AAS e em anticoagulação com varfarina no perioperatório. Uma outra situação corriqueira no consultório do cardiologista é o paciente que está em uso de AAS apenas como prevenção secundária de eventos cardiovasculares e necessita se submeter a biópsia prostática ou cirurgia transuretral de próstata. Sobre esse aspecto, a III Diretriz de Avaliação Perioperatória da Sociedade Brasileira de Cardiologia estabelece que o AAS deve ser suspenso 7 dias antes da cirurgia de ressecção transuretral de próstata (IA), exceto quando essa cirurgia é realizada por uma técnica mais recente, com uso de *green light laser*, que possibilita melhor controle hemostático e pode ser realizado em vigência do AAS. Já para pacientes que serão submetidos apenas à biópsia prostática, a Diretriz estabelece que "não há recomendação para suspensão rotineira de AAS para a biópsia transretal da próstata, um procedimento urológico extremamente comum".

DISCUSSÃO

Destaca-se que em ambos os casos desse capítulo, quando necessária a tripla terapia antitrombótica (ou seja, uso de dupla antiagregação e anticoagulação simultaneamente), foi dada preferência pelo uso de varfarina como agente anticoagulante, pela pequena quantidade de dados na literatura de uso da terapia tripla com novos anticoagulantes. Em 2016, entretanto, foi publicado o estudo PIONEER AF-PCI, que testou o uso do inibidor do fator Xa rivaroxabana em 2.124 pacientes com fibrilação atrial com necessidade de uso de terapia antiplaquetária dupla após angioplastia coronária com *stent*. Os pacientes foram randomizados em três grupos, para receber 15 mg de rivaroxabana/dia mais um inibidor P2Y12 por 12 meses **ou** 2,5 mg de rivaroxabana 2x/dia mais terapia dupla por até 12 meses **ou** varfarina mais terapia dupla por até 12 meses. As taxas de sangramento clinicamente significante foram mais baixas nos dois grupos recebendo rivaroxabana, em relação ao grupo recebendo varfarina, sem, entretanto, que fosse detectada diferença em mortalidade cardiovascular, infarto ou AVC nos três grupos (embora o estudo não tivesse poder estatístico para de fato avaliar este desfecho de eficácia). Outros dois estudos estão testando estratégias similares com outros novos anticoagulantes (RE-DUAL PCI, com a dabigatrana, e o AUGUSTUS, com a apixabana) e, em um futuro próximo, serão capazes de nos fornecer maiores evidências sobre a segurança do uso da terapia tripla com os novos anticoagulantes de ação direta.

LEITURA SUGERIDA

1.   Dewilde WJ, Oirbans T, Verheugt FW et al. WOEST study investigators. Use of clopidogrel with or without aspirin in patients taking oral anticoagulant therapy and undergoing percutaneous coronary intervention: an open-label, randomised, controlled trial. Lancet. 2013 Mar 30;381(9872):1107-15.

2.   Douketis JD, Spyropoulos AC, Kaatz S et al. BRIDGE Investigators. Perioperative Bridging Anticoagulation in Patients with Atrial Fibrillation. N Engl J Med. 2015 Aug 27;373(9):823-33.

3.   Gibson CM, Mehran R, Bode C et al. Prevention of Bleeding in Patients with Atrial Fibrillation Undergoing PCI. N Engl J Med. 2016 Dec 22;375(25):2423-2434.

4.   Gualandro DM, Yu PC, Caramelli B, et al. III Diretriz de Avaliação Perioperatória da Sociedade Brasileira de Cardiologia. Disponível on-line em: http://departamentos.cardiol.br/gapo/2014/default.asp. Acesso em 15 de maio de 2017.

5.   Kirchhof P, Benussi S, Kotecha D et al. 2016 ESC Guidelines for the management of atrial fibrillation developed in collaboration with EACTS. Eur Heart J. 2016 Oct 7;37(38):2893-2962.

6.   Lavitola PL. Anticoagulação nas disfunções valvares. In Grinber M, Sampaio RO. Doença Valvar. Manole, 2006.

7.   Levine GN, Bates ER, Bittl JA et al. 2016 ACC/AHA Guideline Focused Update on Duration of Dual Antiplatelet Therapy in Patients With Coronary Artery Disease: A Report of the American College of Cardiology/American Heart Association Task Force on Clinical Practice Guidelines. J Am Coll Cardiol. 2016 Sep 6;68(10):1082-115.

8.   Piegas LS, Timerman A, Feitosa GS, Nicolau JC, Mattos LAP, Andrade MD, et al. V Diretriz da Sociedade Brasileira de Cardiologia sobre Tratamento do Infarto Agudo do Miocárdio com Supradesnível do Segmento ST. Arq Bras Cardiol. 2015; 105(2):1-105.

9.   Serrano Junior CV, Fenelon G, Soeiro AM, Nicolau JC, Piegas LS, Montenegro ST, et al. Sociedade Brasileira de Cardiologia. Diretrizes Brasileiras de Antiagregantes Plaquetários e Anticoagulantes em Cardiologia. Arq Bras Cardiol 2013; 101 (3Supl.3): 1-93.

3 Valvopatia

DORIVAL JULIO DELLA TOGNA • TIAGO COSTA BIGNOTO

INTRODUÇÃO

A insuficiência aórtica (IAo) é uma patologia caracterizada pela falha na coaptação dos folhetos valvares, causando retorno de sangue da aorta para o interior do ventrículo esquerdo (VE) durante a diástole. As etiologias mais comuns no Brasil são a reumática e a dilatação do anel valvar secundário a hipertensão arterial sistêmica não tratada adequadamente. No entanto, não se pode nos esquecer de levar em consideração causas congênitas, principalmente em pacientes jovens, como a valvopatia aórtica bicúspide.

De forma crônica, o volume regurgitante leva a uma dilatação do VE, que em fases tardias apresenta desbalanceamento na relação entre pós-carga e hipertrofia excêntrica desenvolvendo, assim, disfunção sistólica ventricular.

A taxa de progressão para aparecimento de sintomas ou disfunção sistólica do VE em pacientes previamente assintomáticos é de 4,3% ao ano. A lesão discreta pode se manter estável por anos, sem impacto na sobrevida.

IDENTIFICAÇÃO

AMPB, masculino, 76 kg, 1,70 m.

ANAMNESE

Nega passado de febre reumática e tabagismo ou outras comorbidades.

Refere que há 10 anos sabe ter sopro cardíaco. Apresentava-se sem limitações de suas atividades físicas quando há 1 mês apresentou episódio de dispneia intensa, progressiva, com desconforto respiratório e barulho no peito (*sic*), necessitando procurar atendimento de urgência. No pronto-socorro (PS) foi diagnosticado como em pré-edema agudo de pulmão, medicado e liberado após melhora clínica. Após uso de medicação regular prescrita nesse atendimento de PS, o paciente está assintomático do ponto de vista cardiovascular.

Atualmente está em uso de losartan 50 mg 1x/dia, furosemida 40 mg 1x/dia, carvedilol 6,25 mg 2x/dia e atorvastatina 20 mg 1x/dia.

EXAME FÍSICO

Ao exame físico, apresenta bom estado geral, pulsos amplos em martelo d'água, artérias pulsáteis, sem edemas de membros inferiores. Íctus impulsivo em 6º espaço intercostal esquerdo.

Ausculta pulmonar sem alterações dos ruídos adventícios.

Ausculta cardíaca com ritmo regular. Sopro diastólico +++/4+ em foco aórtico e aórtico acessório. PA: 150x40 mmHg.

EXAMES INICIAIS

Foram solicitados eletrocardiograma, radiografia de tórax e ecocardiograma transtorácico (Tabela 3.1).

Tabela 3.1. Ecocardiograma	
Ao	48 mm
Ao ascendente	50 mm
AE	45 mm
DDFVE	70 mm
DSFVE	50 mm
FE	60%
Valva aórtica bicúspide. Ao doppler apresenta jato de regurgitação aórtica com vena contracta medindo 0, 65 cm volume regurgitante de 70 mL/bat. fluxo reverso em aorta abdominal proximal.	

DIAGNÓSTICO

Hipóteses diagnósticas:

- insuficiência aórtica;
- estenose mitral;
- miocardite viral.

DISCUSSÃO

Diante do exposto, segundo a classificação da American Heart Association 2014, se trata de um paciente com IAo de grau importante estágio D (sintomático) que apresentou melhora após início de terapêutica.

Estágios de evolução da doença valvar, segundo AHA/ACC 2014:

A) pacientes sob risco de desenvolver a doença valvar;

B) pacientes com doença valvar progressiva, em estágio leve ou moderado e assintomáticos;

C) pacientes com doença valvar grave, porém assintomáticos:

   C1) assintomáticos, porém o VE ainda permanece compensado;

   C2) assintomáticos, porém o VE já apresenta sinais de descompensação;

D) pacientes com doença valvar grave e sintomáticos.

Conforme definição diagnóstica, e estando baseado nos *guidelines* internacionais vigentes, esse paciente tem indicação de cirurgia de troca valvar aórtica. Enquanto aguarda o devido preparo para o procedimento cirúrgico, o paciente deve fazer uso das medicações prescritas, dando ênfase para os vasodilatadores e diuréticos, devendo evitar os betabloqueadores, exceto se indicação formal (disfunção sistólica do VE).

A abordagem concomitante de reparo de aorta ascendente tem indicação classe IIa segundo a AHA devido sua medida de 50 mm com indicação de implante de tubo em aorta ascendente durante mesmo tempo cirúrgico.

LEITURA SUGERIDA

1. Joint Task Force on the Management of Valvular Heart Disease of the European Society of Cardiology (ESC). Guidelines on the management of valvular heart disease (version 2012). European Heart Journal (2012);33;2451–2496.

2. Nishimura RA, Otto CM, Bonow RO, Carabello BA, Erwin JP III, Guyton RA, O'Gara PT, Ruiz CE, Skubas NJ, Sorajja P, Sundt TM III, Thomas JD. 2014 AHA/ACC guideline for the management of patients with valvular heart disease: a report of the American College of Cardiology/American Heart Association Task Force on Practice Guidelines. Circulation. 2014;129:e521–e643.

3. Tarasoutchi F, Montera MW, Grinberg M, Barbosa MR, Piñeiro DJ, Sánchez CRM, Barbosa MM et al. Diretriz Brasileira de Valvopatias - SBC 2011 / I Diretriz Interamericana de Valvopatias - SIAC 2011. Arq Bras Cardiol 2011;97(5 supl. I):1-67.

4 Cardiomiopatia Hipertrófica

EDILEIDE DE BARROS CORREIA • RENATO BORGES FILHO

INTRODUÇÃO

A cardiomiopatia hipertrófica (CMH) é caracterizada pela presença de hipertrofia ventricular (HVE) não explicada por condições anormais de carga. A expressão clínica da CMH é extremamente variada; a maioria dos pacientes evolui assintomática, com expectativa de vida normal; alguns desenvolvem sintomas, como dor precordial, palpitações, síncopes e sinais e sintomas de insuficiência cardíaca. O diagnóstico é fundamentado em exame de imagem, principalmente o eco*doppler*cardiograma, único método que avalia com precisão o gradiente intraventricular. Outros métodos diagnósticos como a ressonância magnética do coração se tornam fundamentais, quando as imagens ecocardiográficas são subótimas e na determinação do realce tardio, relevante para o diagnóstico diferencial com doenças de depósito e avaliação prognóstica e estratificação de risco de morte súbita.

IDENTIFICAÇÃO

L.C.S., feminina, negra, 22 anos, encaminhada para avaliação cardiológica para investigação de sintomas.

ANTECEDENTES PESSOAIS

Sem antecedentes pessoais dignos de nota.

ANTECEDENTES FAMILIARES

Irmão teve morte súbita com 19 anos de idade e tias maternas aos 32, 38 e 40 anos.

HISTÓRIA CLÍNICA

Assintomática até os 22 anos de idade, quando passou a apresentar dispneia e cansaço aos moderados esforços. Apresentou três episódios de síncope nos últimos 6 meses.

EXAME FÍSICO

BEG, eupneica, peso: 82 kg, Altura: 1,79 m; IMC: 25,63; RCR, FC: 60bpm, BNF, SSE +++/6 BEEB, com aumento após manobra de valsalva; PA: 110x80 mmHg.

Pulmões limpos: abdome flácido, indolor e sem visceromegalias. Sem edemas nos membros inferiores.

EXAMES LABORATORIAIS

Normais, com exceção dos níveis elevados de NTproBNP:

- em 05/9/2014 – 5.180;
- em 16/3/2016 – 3.209.

EXAMES COMPLEMENTARES

ELETROCARDIOGRAMA (ECG)

Ritmo sinusal, sobrecarga ventricular esquerda, com alteração secundária da re-polarização ventricular (Figura 4.1).

TESTE ERGOMÉTRICO

Frequência inicial de 52bpm, FC máx. atingida 136 bpm (Fcsubmax 167 bpm). Capacidade aeróbica fraca – 7 METS. Comportamento da pressão arterial em platô. Infradesnivelamento de ST de 2 mm em V5 e 1 mm em V6, compatível com resposta isquêmica (Figura 4.2).

Ecocardiograma

Aorta 28; AE: 50 mm (volume indexado de AE = 59 mL/m^2); VE: 36/19 mm; Septo= 26 mm; parede posterior = 9 mm; septo/PP = 2,80; massa = 326 g; massa/sup corporal = 192,27 g; fração de ejeção = 79%; GIV máx VSVE = 48 mmHg (repouso); Disfunção diastólica do VE grave (padrão restritivo irreversível); hipertensão pulmonar moderada, com PSAP: 57 mmHg.

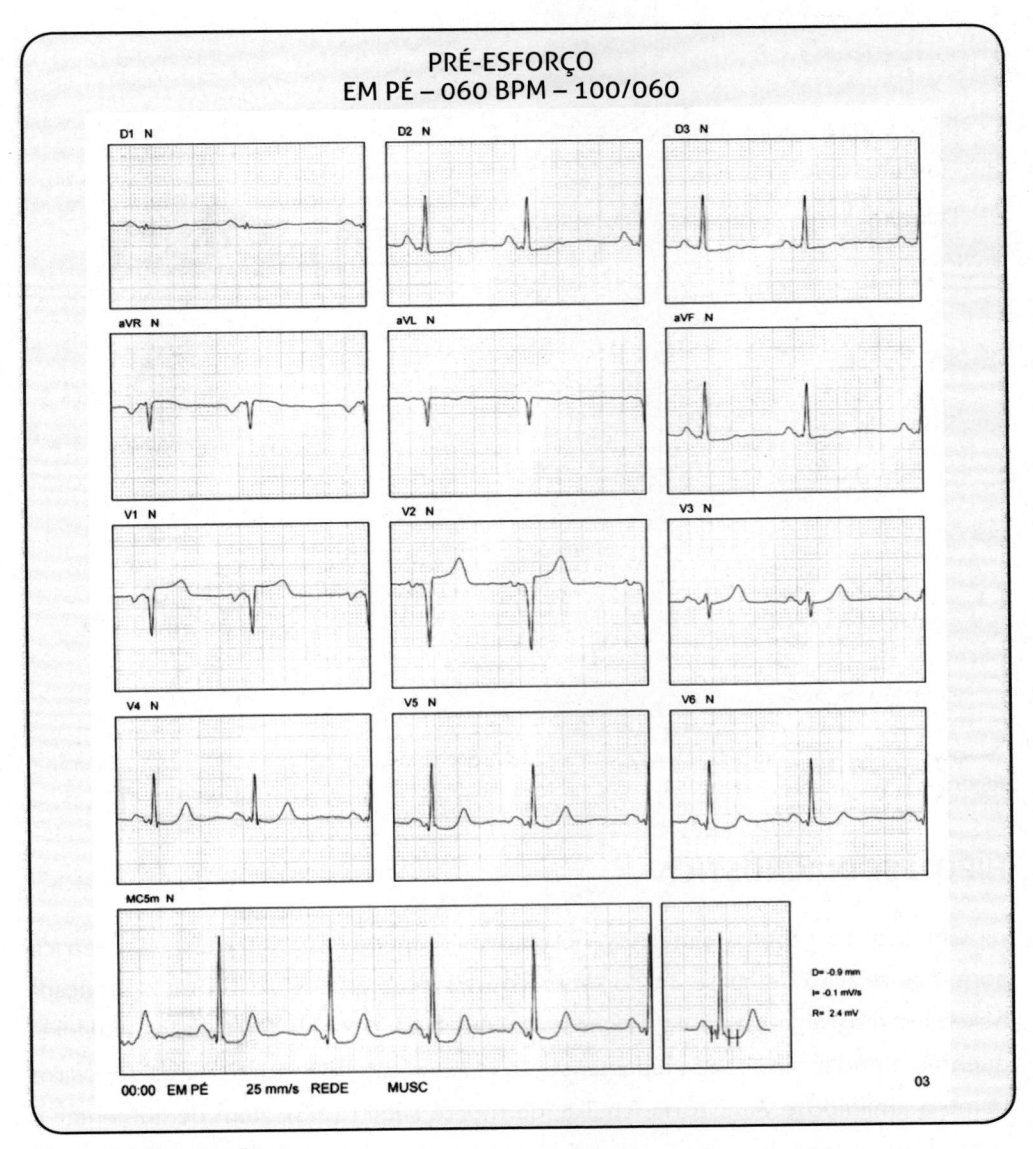

Figura 4.1. Eletrocardiograma.

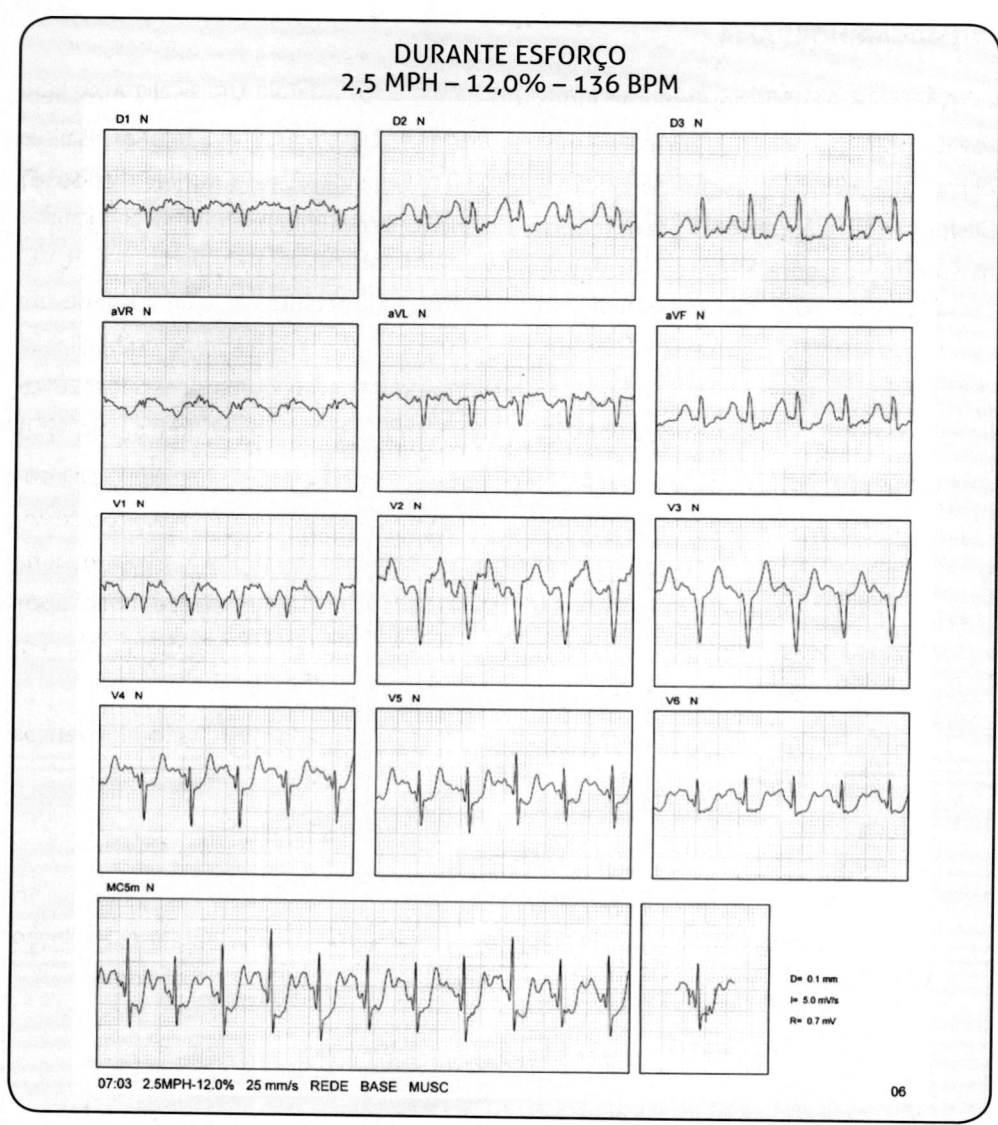

Figura 4.2. Teste ergométrico.

HIPÓTESE DIAGNÓSTICA

CMH forma septal assimétrica, obstrutiva. A hipertrofia ventricular assimétrica, com uma relação de quase 3x do septo em relação à parede posterior, identificada no ecocardiograma afasta os diagnósticos das hipertrofias ventriculares mais frequentes, como a cardiopatia hipertensiva, a HVE da estenose aórtica e os depósitos como a amiloidose. A história familiar de morte súbita (MS), além de aumentar o risco deste evento na paciente, também torna o diagnóstico de CMH mais provável.

EVOLUÇÃO

Mantida em tratamento clínico com propranolol 40 mg/dia e disopiramida 250 mg/dia, permanecendo oligossintomática. Ao interromper o uso desses medicamentos percebia piora dos sintomas. Foi submetida a estudo eletrofisiológico em 19/1/2010, em outro serviço. Induzida fibrilação ventricular por 4 extraestímulos no ápex do VD e revertida com choque de 300 J. Intervalos P-A, A-H, H-V, H-VD e duração do potencial H normais. Foi submetida a implante de CDI ST Jude em 21/10/2010. Na telemetria do CDI, foram observados vários episódios de fibrilação atrial, também observados no *holter*. Acrescentado varfarina à sua prescrição. Evoluiu sem síncopes, com poucos sintomas e não foram registrados choques pelo CDI.

Mesmo ciente dos riscos, a paciente, por desejar engravidar, suspendeu, por conta própria o uso de todos os medicamentos, incluindo a varfarina. Procurou o serviço após 6 meses, referindo estar assintomática. O seu esposo referiu que a mesma apresentava dispneia aos pequenos esforços e, ocasionalmente, em repouso, após a interrupção dos medicamentos. Foi solicitado novo ECG e ecocardiograma, sem alterações em relação aos prévios.

Contraindicada a gravidez por *score* de Carpreg apontando um risco de eventos cardiovasculares materno de 75%.

DIAGNÓSTICO

CMH obstrutiva, com estimativa de risco elevada para morte súbita e fibrilação atrial paroxística.

DIAGNÓSTICO DIFERENCIAL

Doença de Danon por acometer mais crianças e caracteristicamente haver HVE muito acentuada, doença de Fabry não pode ser completamente afastada, porém o diagnóstico é mais comum em pacientes na quarta década. A assimetria torna pouco provável amiloidose.

TRATAMENTO

Medicada com betabloqueador, indicado no tratamento da CMH por sua ação inotrópica e cronotrópica negativas e associado à melhora sintomática. Por persistir sintomática, com frequência cardíaca baixa, não sendo possível o incremento da dose do betabloqueador, foi medicada com a disopiramida, um antiarritmico do grupo I A, associado a intensa melhora sintomática e redução do gradiente em repouso. Para tratamento de episódios recorrentes de fibrilação atrial foi trocada a disopiramida pela amiodarona e iniciada a varfarina. Evoluiu sem sintomas, portanto, não foi indicado a desobstrução da via de saída.

DISCUSSÃO

Paciente jovem, com intensa hipertrofia (26 mm) assimétrica (relação 2,8), com antecedentes familiares de morte súbita. O diagnóstico mais provável neste caso, é CMH, pela idade e pelos antecedentes familiares. O diagnóstico de amiloidose, bem como as outras principais causas de HVE, pode ser afastado pela intensa hipertrofia, (na amiloidose a espessura ventricular costuma estar entre 15 e 20 mm), intensa assimetria e obstrução (rara na amiloidose) e também por haver HVE no ECG. No entanto, não é possível descartar doença de Fabry. A ausência de sintomas como hipotensão postural, PR curto e angioqueratomas falam contra esta possibilidade, porém, a ocorrência de fibrilação atrial e arritmias ventriculares falam a favor, portanto a pesquisa de doença de Fabry se impõe. A ressonância nuclear magnética, não realizada, seria útil na identificação de realce tardio, esperado na doença de Fabry e amiloidose, com a distribuição característica nestas doenças, e também avaliando o prognóstico da CMH. As síncopes recorrentes, fator de risco clássico de MS, associado a baixa idade e história familiar de morte súbita colocam a paciente em risco elevado deste evento. A ocorrência de paroxismos de fibrilação atrial pode explicar as síncopes.

A Sociedade Europeia de Cardiologia recomendou o uso da calculadora eletrônica (HCM Risc-CD Calculator) para estratificação de risco de MS e implante de cardiodesfibrilador quando o risco calculado for maior ou igual a 6% em 5 anos. Estudos recentes não têm validado esta recomendação. Nesta paciente, o risco calculado foi de 22,5%, sendo feita prevenção primária de MS.

LEITURA SUGERIDA

1. Elliott, PM, ESC Guidelines on diagnosis and management of hypertrophic cardiomyopathy. European Heart Journal (2014) 35, 2733–2779.

2. Maurer, MS, Addressing Common Questions Encountered in the Diagnosis and Management of Cardiac Amyloidosis. Circulation (2017);135-1377.

3. Seo, J. Fabry disease in patients with hypertrophic cardiomyopathy: a practical approach to diagnosis. Journal of Human Genetics (2016) 61, 775–780.

5 Cardiopatia Congênita no Adulto

IEDA BISCEGLI JATENE • NATALIA DE FREITAS JATENE BARANAUSKAS

INTRODUÇÃO

Tetralogia de Fallot (T4F) corresponde a 10% de todas as cardiopatias congênitas, possivelmente a mais comum das cianogênicas diagnosticadas em consultório. O desvio anterior do septo infundibular provoca obstrução da via de saída do ventrículo direito (VD) e comunicação interventricular (CIV); em consequência ocorrem dextroposição da aorta e hipertrofia do ventrículo direito (VD). O anel pulmonar apresenta graus variáveis de hipoplasia e o arco aórtico pode estar à direita em 25% dos casos.

O desenvolvimento intraútero é adequado e após o nascimento, o diagnóstico pode ser realizado quer seja pela presença de sopro ou evidência de cianose labial e de extremidades ou crises de cianose, dependentes do grau de estenose infundibulo valvar pulmonar.

O tratamento da T4F é eminentemente cirúrgico, entretanto o controle clínico adequado, inclusive com uso de betabloqueador quando necessário, é indispensável para que chegue nas melhores condições clínicas no momento da cirurgia.

Nos dias atuais, a opção terapêutica percutânea pode ser considerada, paliativamente, no período neonatal ou no tratamento da insuficiência pulmonar tardia em alguns casos.

IDENTIFICAÇÃO

REBC, 34 anos, sexo feminino.

ANAMNESE

Diagnóstico de cardiopatia congênita cianogênica desde o nascimento, sem características fenotípicas de síndromes genéticas.

DIAGNÓSTICO

O diagnóstico clínico de T4F foi confirmado após exame físico, radiografia de tórax, eletrocardiograma (ECG) e ecocardiograma bidimensional com *doppler* colorido (ECO), que evidenciou ausência da artéria pulmonar direita (APD) (Figura 5.1).

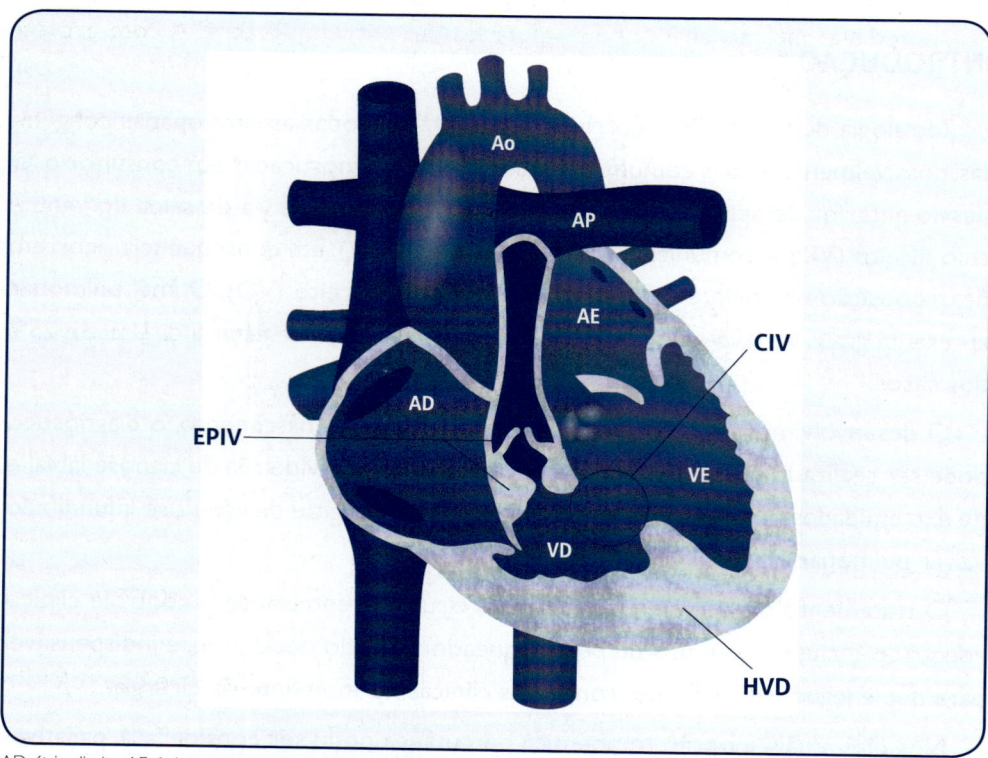

AD: átrio direito; AE: átrio esquerdo; VD: ventrículo direito; VE: ventrículo esquerdo; AP: artéria pulmonar.

Figura 5.1. Lesões anatômicas da tetralogia de Fallot: presença de comunicação interventricular (CIV), dextroposição da aorta (Ao), estenose pulmonar infundibulovalvar (EPIV) e consequente hipertrofia do ventrículo direito (HVD).

Mantida em seguimento clínico até 1 ano de idade, sem crises hipoxêmicas, quando foi realizada cirurgia corretiva: ventriculosseptoplastia, ampliação da via de saída do VD com *patch* transanular; não sendo possível o recrutamento da APD e foi deixada comunicação interatrial (CIA) de aproximadamente 5 mm.

EVOLUÇÃO

Paciente permaneceu estável, sem intercorrências, em seguimento clínico regular até os 16 anos de idade, quando iniciou quadro de cansaço progressivo aos esforços. Foi realizada investigação clínica e com exames de imagem, e o ECO mostrou CIA 18 a 20 mm, aumento do diâmetro diastólico do VD, além de insuficiência pulmonar moderada a importante, mas mantendo boa função sistólica biventricular. Realizado cateterismo cardíaco com a finalidade diagnóstica não sendo visualizado *shunt* residual interventricular, detectando CIA ampla, ausência de APD com colaterais da mamária interna direta para APD distal intra-hilar e estenose da artéria pulmonar esquerda (APE). Considerando-se que a sintomatologia estivesse associada ao grande defeito interatrial, foi optado por oclusão percutânea da CIA com prótese Amplatzer™ (Figura 5.2).

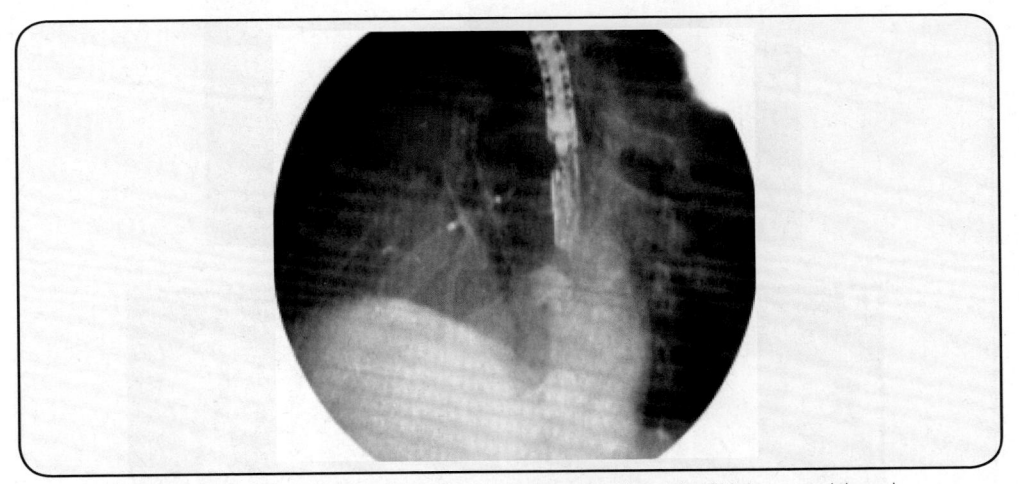

Figura 5.2. Angiografia mostrando prótese para oclusão percutânea de CIA bem posicionada.

Evoluiu satisfatoriamente por 12 anos, com palpitações eventuais e boa tolerância aos esforços, com 2 gestações, sem incidentes.

Após 3 anos da última gestação, voltou a apresentar cansaço aos médios esforços e piora das palpitações. O *holter* evidenciou extrassístoles ventriculares (ESV) polimórficas, frequentes, taquicardia ventricular não sustentada e episódios ocasionais de taquicardia supraventricular. O teste cardiopulmonar mostrou redução da capacidade aeróbica (50% do predito), além de platô de pulso de oxigênio (O_2), redução do consumo de O_2 de pico e predomínio do componente cardiocirculatório para a limitação funcional. Houve piora ao ecocardiograma, com insuficiência pulmonar total, aumento moderado das câmaras direitas, mantendo, ainda, boa função sistólica biventricular, além de APE dilatada com estenose discreta. A investigação clínica foi complementada com ressonância nuclear magnética (RNM) cardíaca que evidenciou volume diastólico final do VD indexado de 126 mL/m² e volume sistólico final do VD indexado de 69 mL/m², com fração de regurgitação pulmonar > 50% e realce tardio compatível com fibrose miocárdica (Figura 5.3).

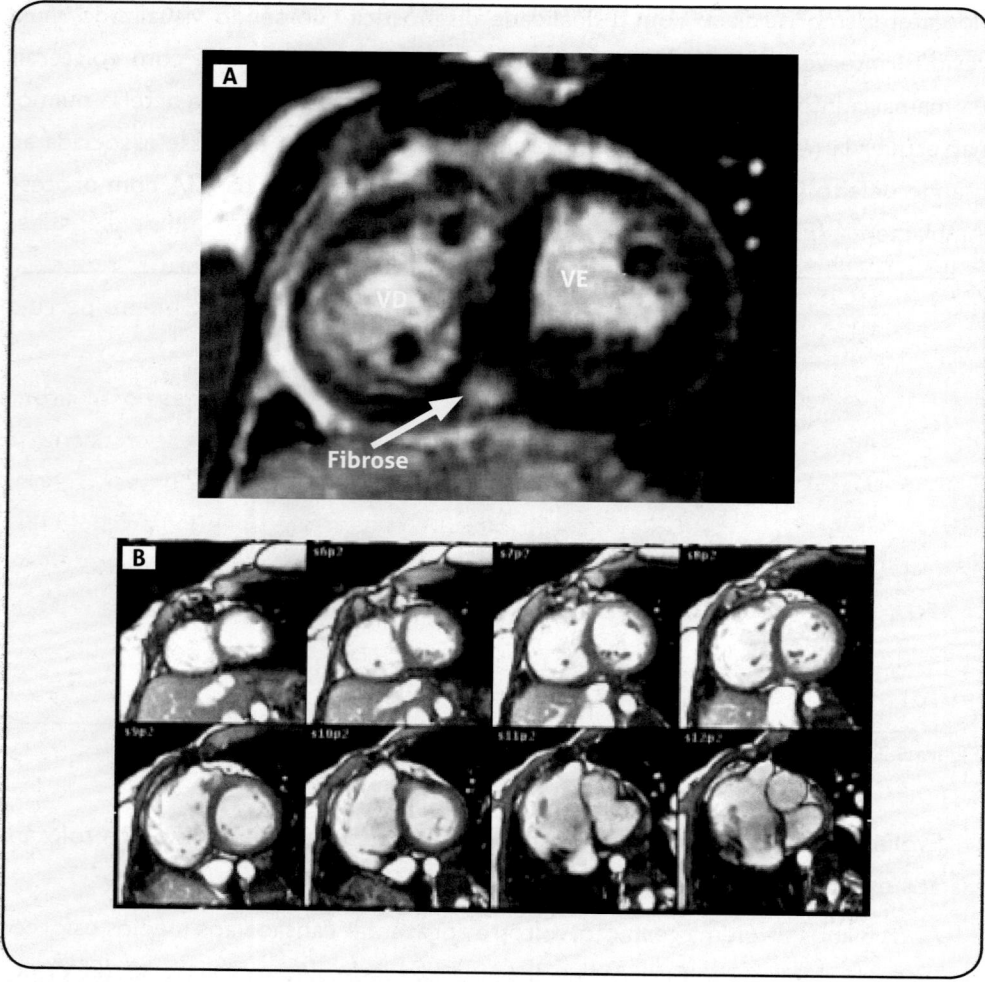

Figura 5.3. Ressonância nuclear magnética demostrando fibrose miocárdica de VD (A) e aumento importante do VD (B).

TRATAMENTO

Após discussão com equipe clínica, cirúrgica e hemodinâmica, optado por implante de Valva Melody® em posição pulmonar para correção de insuficiência pulmonar total. O implante do dispositivo foi realizado em tecido valvar nativo, pois paciente apresentava atresia de APD, possibilitando ancorar a valva.

No seguimento clínico de 3 meses já havia melhora das palpitações (em uso de betabloqueador) e melhora do cansaço.

O seguimento clínico de 2 anos evidenciou boa tolerância aos esforços, redução significativa das palpitações e ausência de sintomas. O teste cardiopulmonar mostrou ESV durante esforço, com resposta funcional preservada (81% consumo de O_2 máximo predito) e aptidão cardiorrespiratória regular.

DISCUSSÃO

Esse caso exemplifica a evolução tardia de pacientes portadores de cardiopatias congênitas que alcançaram a idade adulta, incluindo diversas possibilidades terapêuticas de lesões residuais após correção total de T4F, entre elas o tratamento percutâneo da insuficiência pulmonar.

A boa evolução diagnóstica e terapêutica das cardiopatias congênitas possibilitou sobrevida de número significativo de crianças, as quais tinham poucas perspectivas no passado. Alguns avanços foram marcantes como o diagnóstico não invasivo, a cirurgia cardíaca e o cateterismo intervencionista. O sucesso terapêutico propiciou o aparecimento de uma nova população de pacientes portadores de cardiopatia congênita tratados na infância, e que atingiram a idade adulta. Nesta população, aspectos como a prática de atividade física, anticoncepção e gravidez e inclusão no mercado de trabalho ganharam destaque e necessitam atendimento de equipe multidisciplinar, além dos cuidados médicos pós-operatórios.

A sobrevida a longo prazo após cirurgia cardíaca, depende do tipo de anomalia congênita, idade no momento da intervenção, grau de sobrecarga volumétrica ou pressórica ventricular, proteção miocárdica adequada durante a cirurgia, ocorrência de complicações pós-operatórias, presença de lesões residuais pós-procedimento e durabilidade de materiais protéticos como valvas ou tubos. Ao longo do tempo, as técnicas e procedimento hemodinâmicos têm se colocado como opção terapêutica em alguns casos, minimizando os riscos de abordagens mais invasivas.

Uma das principais consequências em cirurgias que necessitam da interposição de condutos entre VD e a artéria pulmonar está relacionada à estenose ou obstrução no local, o que dificulta fluxo sanguíneo para os pulmões e agravamento do quadro clínico destes pacientes. As alternativas percutâneas para prolongar a vida útil desses condutos incluíam o implante de *stent*, além da dilatação com balão, visando aliviar o grau de obstrução e promovendo a melhora clínica. Outra forma de disfunção da via de saída de VD está relacionada com insuficiência valvar pulmonar, o que pode acarretar o comprometimento da função e das dimensões do VD, sendo imprescindível a abordagem da valva pulmonar, quer seja com a colocação de prótese cirurgicamente ou por via intervencionista percutânea.

A partir de 2013, com a aprovação pela Agência Nacional de Vigilância Sanitária (ANVISA) da Valva Melody®, o seu implante passou a ser o procedimento de escolha para casos específicos e selecionados como o caso em discussão.

A Valva Melody® (Figura 5.4) , implantada em nessa paciente, é confeccionada de um retalho segmentar da veia jugular bovina e montada e suturada no interior de um *stent* de platina-irídio Cheathan-Platinum e, como apresentado anteriormente, indicada para restabelecimento da função em valvas pulmonares com insuficiência, causadora de dilatação e disfunção de VD (Tabela 5.1). Por definição, a Valva Melody® não pode ser implantada em tecido nativo, por falta de local para ancorar os dispositivo. No caso em questão, esse processo se tornou possível, pois a paciente apresentava atresia de APD, o que permitiu o implante do conduto em tecido nativo, com resultado pós-procedimento.

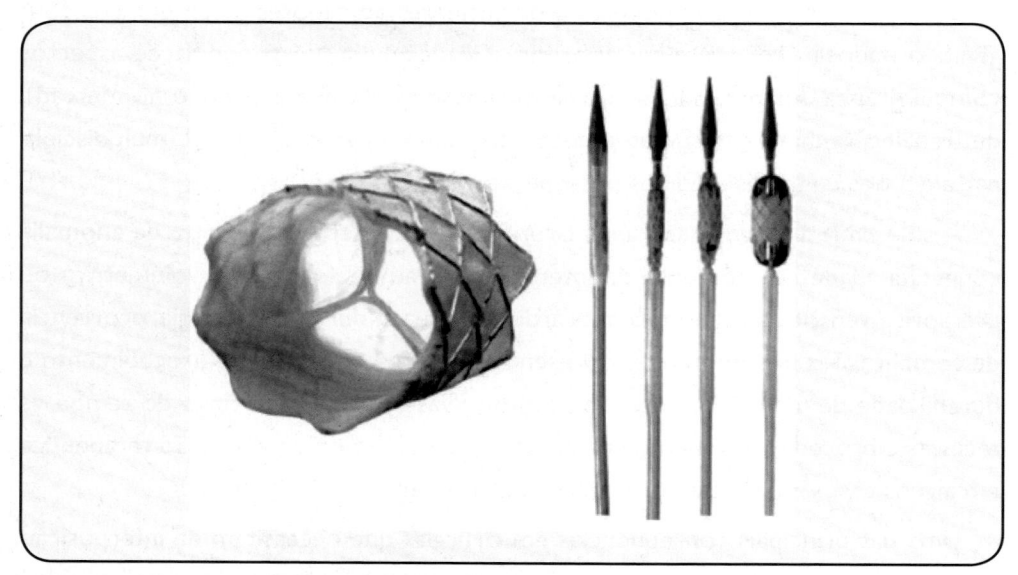

Figura 5.4. Valva Melody® evidenciando o arranjo da veia jugular bovina suturada no interior do *stent*. À direita prótese montada, em diversos estáegios para implante.
Fonte: Ribeiro M.S. et al. Experiência inicial com o implante percutâneo da Vávula Melody® no Brasil. Arq Bras Cardiol Invasiva. 2014. (22): 275-85.

Tabela 5.1. Critérios de indicação para o implante percutâneo da Valva Melody®	
Disfunção do conduto ventrículo direito-artéria pulmonar, desde que a via de saída do ventrículo direito tenha diâmetro mínimo de 16 mm e máximo de 22 mm, na presença de qualquer um dos achados pelo ecocardiograma transtorácico	1. Pacientes com classe funcional II, III ou IV: insuficiência pulmonar moderada ou grave e/ou gradiente médio na via de saída do ventrículo direito ≥ 35 mmHg
	2. Pacientes com classe funcional I: insuficiência pulmonar grave com dilatação importante ou disfunção do ventrículo direito e/ou gradiente médio na via de saída do ventrículo direito ≥ 40 mmHg

Após implante da Valva Melody® observa-se recuperação da função ventricular, melhora da arritmias permitindo que a paciente tenha uma vida normal, incluindo prática de atividade física.

LEITURA SUGERIDA

1. Atik, E., Atik F.A. Cardiopatias congênitas na idade adulta. Considerações acerca da evolução natural e da evolução de pacientes operados. Arq Bras Cardiol. 2001(76):423-9.

2. Bethesda Conference. Care of the adult with Congenital Heart disease, JACC. 2001. (37):1161-98.

3. Khairy P., Hosn J.A., Broberg C., Cook S., Earing M., Gersony D., et al. Multicenter research in adult congenital heart disease. Int J Cardiol. 2008.129(2):155-9.

4. Park M.K. Cardiologia Pediátrica. 6 edição (traduzida). Rio de Janeiro: Elsevier, 2015. p. 223-231.

5. Ribeiro M.S., Pedra C.A.C., Costa R.N., Rossi R.I., Manica J.L., Nascimento W.T.M., Campanhã L.O., et al. Experiência inicial com o implante percutâneo da Vávula Melody® no Brasil. Arq Bras Cardiol Invasiva. 2014.(22):275-85.

MARCELO GARCIA LEAL • ANDRÉ LEONARDO FIDELIS DE MOURA

IDENTIFICAÇÃO

MDAO, 62 anos, sexo feminino, branca, casada, do lar, católica, natural e procedente de Ribeirão Preto – SP.

ANAMNESE

Internação eletiva para realização de cirurgia de varizes bilaterais em membros inferiores tendo como queixa dor, edema vespertino e sensação de peso há 2 anos.

Negava dor precordial, dispneia, palpitações, pré-síncopes ou síncopes.

ANTECEDENTES PESSOAIS

Hipertensão arterial sistêmica em uso de losartana 50 mg/dia e hidroclorotiazida 25 mg/dia.

Negava infarto, diabetes, acidente vascular cerebral prévio. Sedentária.

ANTECEDENTES FAMILIARES

Negativa para doença arterial coronariana.

EXAME FÍSICO

PA = 130x80 mm/Hg (em pé e deitada); FC = 68 bpm, peso = 78 kg; altura = 1,63 m; IMC = 30.

Corada, hidratada, anictérica, acianótica, afebril, eupneica, lúcida e orientada no tempo e no espaço.

Aparelho cardiovascular com ritmo regular, bulhas normofonéticas sem sopros ou arritmias. Carótidas sem sopros.

Aparelho respiratório com pulmões limpos.

Abdome inocente, globoso, sem massas ou visceromegalias palpáveis, ruídos presentes, indolor à palpação superficial e profunda.

Membros inferiores com panturrilhas livres, sem edemas, pulsos palpáveis, simétricos com boa amplitude, varizes de membros inferiores bilaterais e sinais de insuficiência venosa crônica.

EXAMES LABORATORIAIS

Exames laboratoriais dentro dos limites normais.

EXAMES COMPLEMENTARES

ELETROCARDIOGRAMA (ECG)

Eletrocardiograma pré-operatório (Figura 6.1).

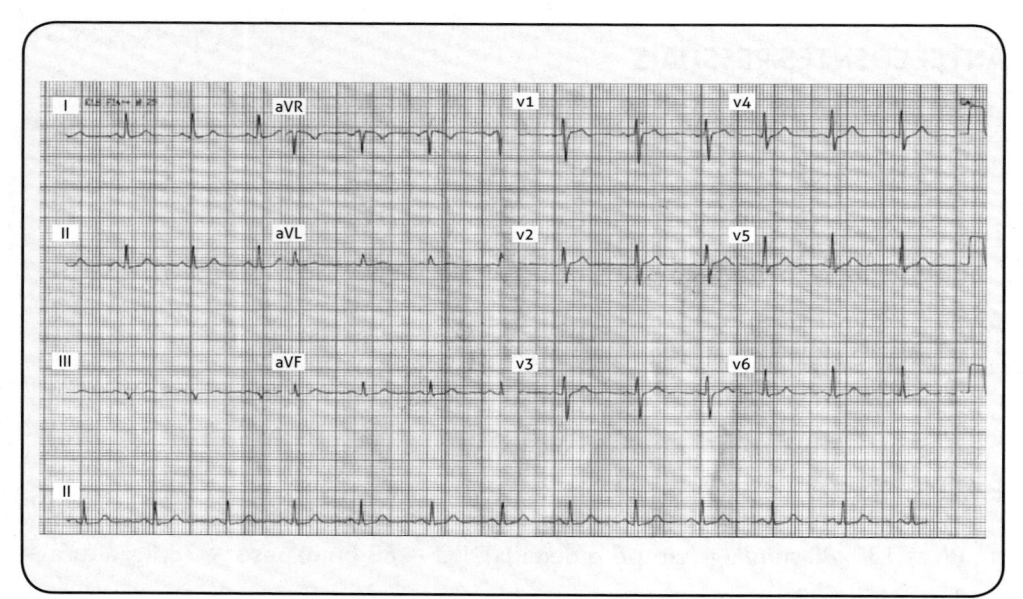

Figura 6.1. Eletrocardiograma.

DIAGNÓSTICO

Paciente foi classificada como baixo risco cardiovascular para a cirurgia de correção de varizes de acordo com as diretrizes vigentes.

EVOLUÇÃO

Paciente foi submetida a cirurgia para correção de varizes de membros inferiores sob raquianestesia sem intercorrência no ato cirúrgico, evoluindo aproximadamente 1 hora após a cirurgia, já na recuperação anestésica, com hipotensão arterial sintomática, bradicardia sinusal acentuada e parada cardiorrespiratória (PCR) em atividade elétrica sem pulso revertida com manobras de ressuscitação em aproximadamente 5 minutos. Retorno da PCR com bons parâmetros hemodinâmicos, sem drogas vasoativas e respiração espontânea.

Realizado eletrocardiogramas seriados (Figuras 6.2, 6.3 e 6.4) após retorno da circulação espontânea sendo indicado cineangiocoronariografia de emergência justificada pela hipótese diagnóstica de síndrome coronariana aguda como causadora da morte súbita.

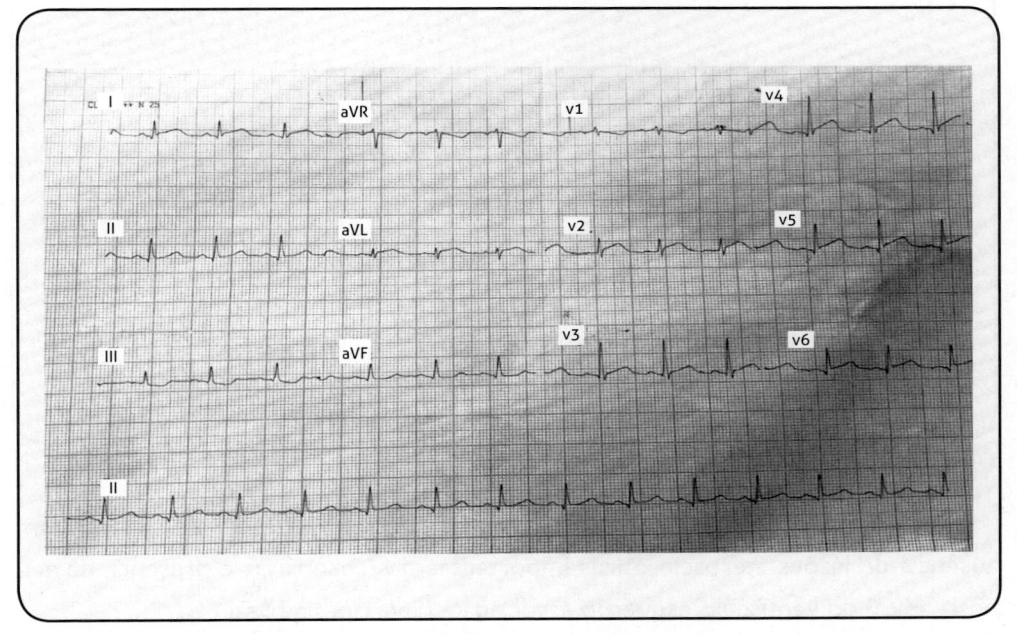

Figura 6.2. Primeiro eletrocardiograma pós-PCR.

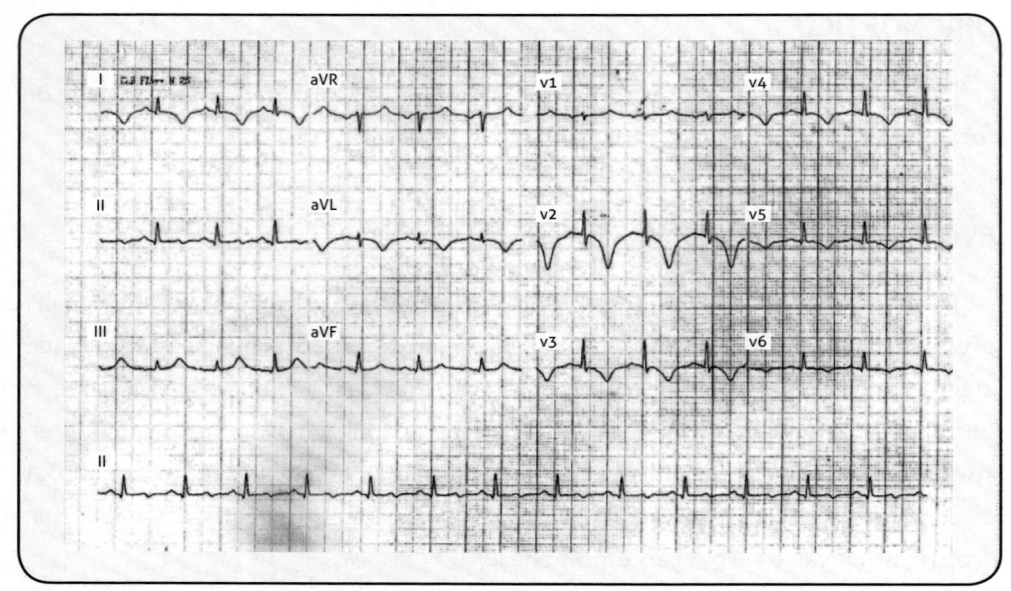

Figura 6.3. Segundo eletrocardiograma pós-PCR.

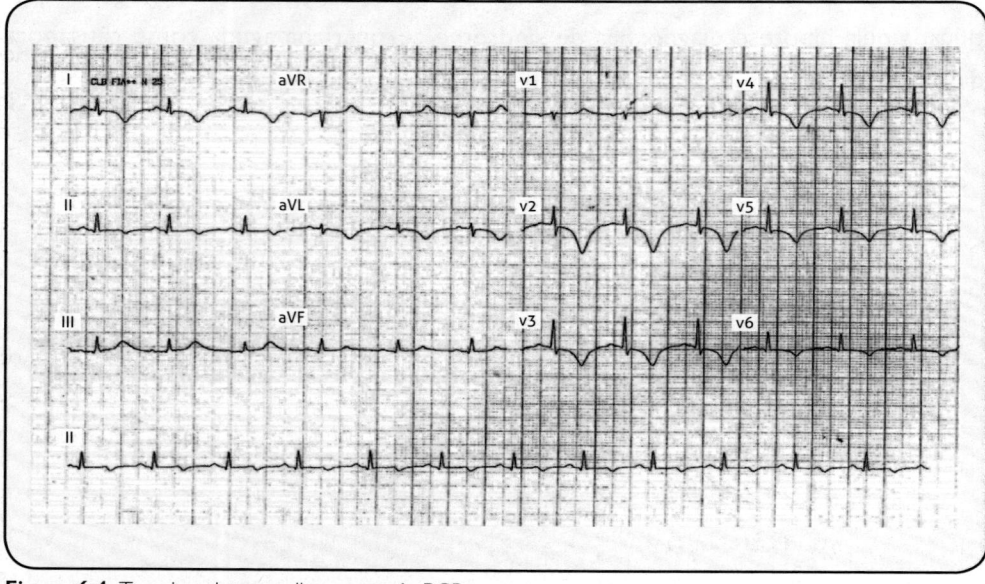

Figura 6.4. Terceiro eletrocardiograma pós-PCR.

A cineangiocoronariografia e ventriculografia esquerda (Figura 6.5) mostraram ausência de lesões ateroscleróticas importantes nas coronárias e presença de aci-nesia apical do ventrículo esquerdo associada à hipercinesia basal.

Paciente foi transferida para a unidade coronariana, onde permaneceu internada por 48 horas. Evoluiu sem intercorrência.

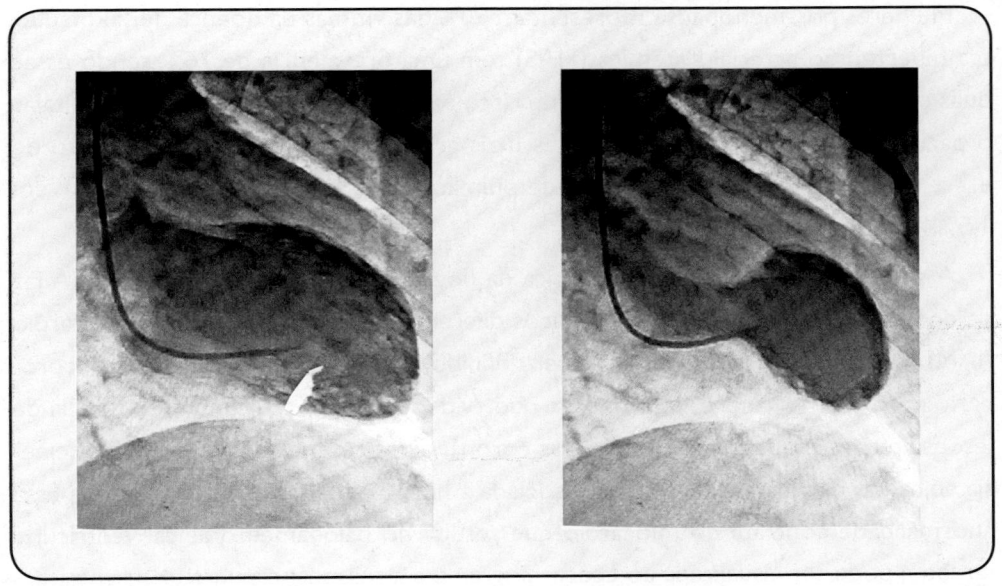

Figura 6.5. Cateterismo cardíaco.

Realizou ecocardiograma no quinto dia após o evento que mostrou normalização da função ventricular esquerda e desaparecimento da alteração de mobilidade segmentar da parede apical.

Recebeu alta hospitalar no sétimo dia após o evento assintomática.

DISCUSSÃO

Trata-se de um caso de cardiomiopatia reversível de estresse (doença de Takotsubo), "iatrogênica", em paciente submetida a cirurgia de pequeno porte e baixo risco cardiovascular.

A doença de Takotsubo, também conhecida como cardiomiopatia induzida por estresse é uma desordem transitória e segmentar do ventrículo esquerdo (VE) na ausência de coronariopatia obstrutiva, sendo provocada, em grande parte dos casos, por uma situação de estresse agudo.

As principais manifestações da doença de Takotsubo são: dor torácica, alterações eletrocardiográficas de isquemia, discreto aumento de enzimas cardíacas e comprometimento segmentar da função ventricular, sem coronariopatia obstrutiva. A doença de Takotsubo representa entre 1,7 e 2,2% dos casos investigados como síndrome coronariana aguda (SCA).

Mulheres pós-menopausa representam 90% das vítimas da doença de Takotsubo, e a hipertensão arterial sistêmica (HAS) tem uma prevalência de 76%, sendo essas duas condições consideradas fatores de risco para a doença. Na admissão hospitalar o paciente pode apresentar condições mais graves como choque cardiogênico de 4,2 a 6,5% dos casos, edema agudo de pulmão em 3,8%, fibrilação ventricular em 1,5%. A mortalidade é de 3,2%.

A semelhança da manifestação clínica da doença de Takotsubo com a da SCA faz da doença um dos principais diagnósticos diferenciais de infarto agudo do miocárdio (IAM). O diagnóstico somente pode ser definido após a realização da cineangiocoronariografia e ventriculografia esquerda, que evidenciam, respectivamente, ausência de lesões ateroscleróticas importantes nas coronárias e presença de acinesia ou discinesia apical ou da parte média do VE associada à hipercinesia basal dessa cavidade. Essa anormalidade contrátil do miocárdio que resulta no balonamento apical ventricular também pode ser visualizada ao ecocardiograma e à ressonância nuclear magnética.

Por ser uma doença transitória, o paciente evolui com recuperação completa da função do VE em 2 a 4 semanas.

LEITURA SUGERIDA

1. Bybee KA, Prasad A, Barsness GW, Lerman A, Jaffe AS, Murphy JG, et al. Clinical characteristics and thrombolysis in myocardial infarction frame counts in women with transient left ventricular apical ballooning syndrome. Am J Cardiol. 2004;94(3):343-6.

2. Coons JC, Barnes M, Kusick K. Takotsubo cardiomyopathy. Am J Health Syst Pharm. 2009;66(6):562-6.

3. Park JH, Kang SJ, Song JK, Kim HK, Lim CM, Kang DH, et al. Left ventricular apical ballooning due to severe physical stress in patients admitted to the medical ICU. Chest. 2005;128(1):296-302.

7 Insuficiência Cardíaca no Dia a Dia: Cansaço com Esforço

MARCUS VINICIUS SIMÕES • FABIANA MARQUES

IDENTIFICAÇÃO

NBG, 72 anos, feminino, branca, natural e procedente de Ribeirão Preto – SP, do lar.

ANAMNESE

Dispneia aos esforços há 6 meses. Há 6 meses procurou geriatra por queixas gerais de mal-estar, fadiga e dores no corpo, sendo detectada hiponatremia. Foi interrompido uso de hidroclorotiazida 25 mg/dia, que vinha usando para tratamento de hipertensão arterial há longa data. Evoluindo a partir de então com dispneia progressiva presente em atividades habituais como andar no plano e tomar banho. Passou a apresentar também ortopneia ocasional, mas sem dispneia paroxística noturna ou edema associados.

Nega angina, perda de peso, febre, síncope e taquicardia.

ANTECEDENTES PESSOAIS

Portadora de hipertensão arterial e hipercolesterolemia.

Ateromatose carotídea discreta.

Nega etilismo e tabagismo.

Nega asma, doença pulmonar obstrutiva crônica (DPOC), pneumonia e infarto agudo do miocárdio (IAM).

Medicação em uso: ramipril/anlodipina 5 mg/5 mg 2x/dia, losartana 50 mg 2x/dia, nifedipina retard 20 mg 2x/dia, AAS 100 mg 1x/dia, rosuvastatina 10 mg 1x/dia.

ANTECEDENTES FAMILIARES

Nega histórico familiar de doença arterial coronariana (DAC).

EXAME FÍSICO

Bom estado geral, corada, hidratada, eupneica, acianótica, anictéria.

Peso = 62,5 kg; altura = 1,49 m; IMC = 28,5. PA = 140x90 mmHg; FC = 84 bpm.

Sem estase venosa jugular.

Ausculta pulmonar com estertores finos em bases.

Aparelho cardiovacular: íctus não visível ou palpável. Ritmo cardíaco regular em 2 tempos, sem sopros.

Abdome sem hepatomegalia, sem ascite.

Extremidades sem edemas, pulsos amplos e perfusão periférica normal.

EXAMES LABORATORIAIS

Glicemia = 74mg/dL	TSH = 3,6 mUI/L	Colesterol total = 140 mg/dL
Ureia = 22 mg/dL	Hemoglobina = 13 g/dl	HDL= 36mg/dL
Creatinina = 0,82 mg/dL	Hematócrito = 42%	LDL = 75 mg/dL
Potássio = 4 mmol/L	Plaqueta= 212.000/mm³	Triglicérides = 143 mg/dL
Sódio = 125 mmol/L	NT-pro BNP= 769 pg/mL	

EXAMES COMPLEMENTARES

ELETROCARDIOGRAMA (ECG)

Ritmo sinusal. Bloqueio de ramo direito. Alterações difusas e inespecíficas da repolarização ventricular. Ausência de áreas eletro-inativas (Figura 7.1).

RADIOGRAFIA DE TÓRAX

Área cardíaca normal. Aorta torácica ectasiada e ateromatosa. Trama vascular pulmonar normal (Figura 7.2).

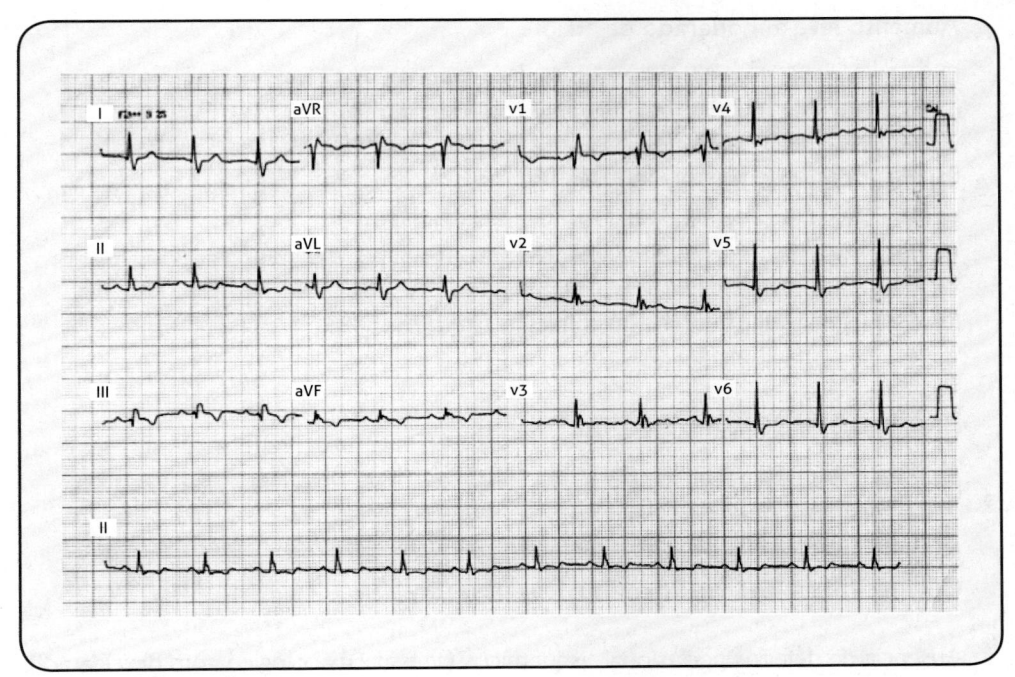

Figura 7.1. Eletrocardiograma.

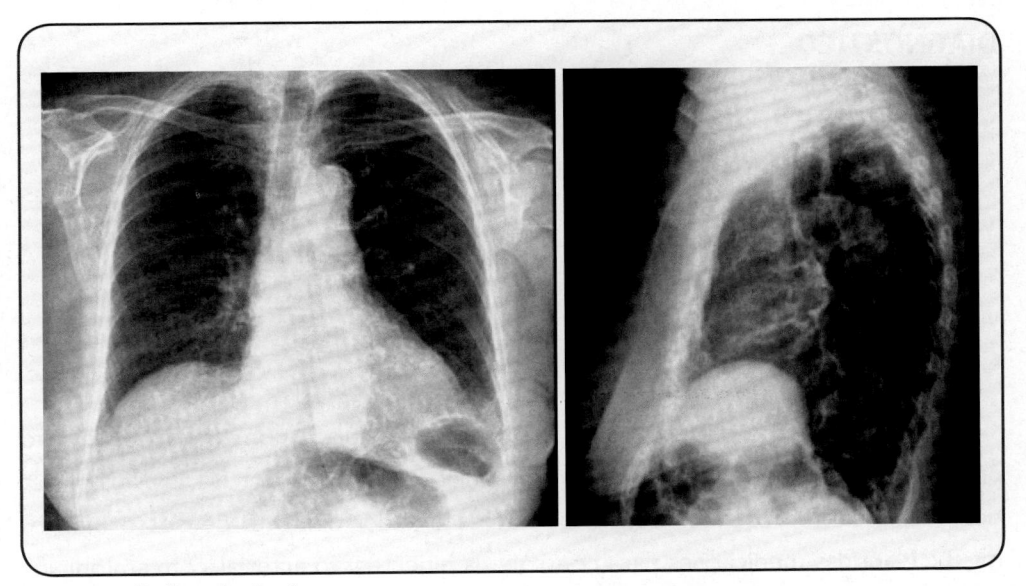

Figura 7.2. Radiografia de tórax.

ECOCARDIOGRAMA

Ecocardiograma bidimensional em repouso, transtorácico.

Volume atrial esquerdo indexado = 43 mL/m².

Aumento leve a moderado de átrio.

Diâmetro diastólico final do ventrículo esquerdo = 47 mm.

Espessura do septo IV = 10 mm.

Espessura parede posterior = 10 mm.

FEVE (2D-Simpson) = 66%.

Desempenho sistólico preservado.

Disfunção diastólica de grau moderado esquerdo.

PROVA DE FUNÇÃO PULMONAR

Distúrbio restritivo de grau moderado.

CINTILOGRAFIA MIOCÁRDICA DE PERFUSÃO

Ausência de defeitos perfusionais isquêmicos (*stress* farmacológico com dipiridamol).

DIAGNÓSTICO

Comorbidades:

- hipertensão arteria sistêmica (HAS);
- dislipidemia;
- hiponatremia secundária à insuficiência cardíaca (IC).

CONDUTA TERAPÊUTICA E EVOLUÇÃO

Frente à hipótese diagnóstica de insuficiência cardíaca com fração de ejeção preservada (ICFEP) foi instituída restrição hídrica de 800 mL por dia, iniciada diureticoterapia com furosemida 20 mg 2x e acrescentado dinitrato de isossorbida 10 mg 3x. Mantidas medicações para controle da hipertensão arterial, com amlodipina 5 mg 2x/dia, ramipril 5 mg 2x/dia, mantido uso de rosuvastatina 10 mg/dia; e AAS 100 mg 1x/dia.

Paciente evoluiu com melhora da dispneia e ortopneia, mas ainda se apresentava em classe funcional III. Os níveis pressóricos se mantinham elevados com mensuração da PA na consulta = 160x90 mmHg e FC = 86 bpm. Houve melhora dos níveis plasmáticos de sódio = 135 mmol/L. Nesta consulta, para melhor controle da pressão arterial foi associada hidralazina 25 mg 3x/dia e aumentada a dose de dinitrato de isossorbida para 20 mg 3x/dia.

Paciente manteve-se ainda em classe funcional III e com níveis pressóricos elevados. Foi otimizada dose de furosemida para 60 mg ao dia (40 mg cedo e 20 mg à tarde) e iniciada espironolactona 25 mg/dia.

Após introdução da espironolactona houve melhora marcante da dispneia, passando a apresentar CF II e adequado controle dos níveis pressóricos.

PA = 120x70 mmHg e FC = 72 bpm.

DISCUSSÃO

Trata-se de uma paciente idosa (> 75 anos), com queixa de dispneia progressiva que atingiu os mínimos esforços, acompanhada de ortopneia, sugerindo fortemente a presença da síndrome de IC.

Na investigação complementar encontrou-se ecocardiograma com alterações estruturais compatíveis com ICFEP, nominalmente aumento da espessura das paredes do ventrículo esquerdo, aumento das dimensões do átrio esquerdo. Essas alterações se mostraram acompanhadas de níveis aumentados de NT-pró-BNP (resultado = 769 pg/mL), preenchendo definitivamente os critérios para diagnósticos de ICFEP de acordo com as diretrizes atuais.

Vale lembrar que, de acordo com a mais recente diretriz da ESC, o NT-pró-BNP dever ser usado neste contexto para afastar a possibilidade de IC, devido ao seu elevado valor preditivo negativo quando o resultado for abaixo de 125 pg/mL.

Ressalta-se ainda que, é muito comum que a ICFEP ambulatorial, particularmente no idoso, não venha acompanha de sinais congestivos ao exame físico, como turgência jugular ou hepatomaglia, edema de membros inferiores que possam ser confirmatórios da presença de IC. Também é comum neste contexto clínico que a radiografia de tórax não mostre alterações, como apresentado nesse caso clínico.

No processo diagnóstico é muito importante se descartar a presença de doença pulmonar obstrutiva, como nesse caso em que a prova de função de função pulmonar mostrou apenas discreto distúrbio restritivo que figura entre as alterações típicamente associadas à presença de IC.

Outra condição que necessita ser descartada é a doença arterial coronária, pela sua forte associação à ICFEP, particularmente nos idosos com fatores de risco como nesse caso. Uma vez que a paciente não apresentava angina, a investigação pode ser feita com método não invasivo. Nesse cenário, a cintilografia miocárdica de perfusão negativa possui elevado valor preditivo negativo, podendo afastar a doença arterial coronária grave como causa da síndrome de IC.

Na condução terapêutica dos casos de ICFEP se deve perseguir o adequado controle da pressão arterial e da frequência cardíaca, privilegiando o uso das medicações bloqueadoras neuro-hormonais como os inibidores da ECA e a espironolactona, como usados nesse caso. Medicações adicionais para controle da pós-carga (pressão arterial) podem ser usadas como os bloqueadores dos canais de cálcio e vasodilatadores.

Um aspecto saliente na terapia da ICFEP é a necessidade de uso de diuréticos de alça em doses suficientes para controle da congestão pulmonar, lembrando que a resistência diurética é encontrada muito frequentemente nesses pacientes, que requerem doses aumentadas de furosemida para controle dos sintomas, como ocorreu no caso apresentado.

LEITURA SUGERIDA

1. 2016 ESC Guidelines for the diagnosis and treatment of acute and chronic heart failure Eur Heart J. 2016;37:2129–2200.

2. Atualização da Diretriz Brasileira de Insuficiência Cardíaca Crônica - 2011 Arq Bras Cardiol 2012;98(1 supl.1):1-33.

3. TOPCAT Investigators. Spironolactone for heart failure with preserved ejection fraction. N Engl J Med. 2014; 370(15):1383-92.

8 Cardiologia do Esporte

Carlos Alberto Cyrillo Sellera • Daniel Jogaib Daher

IDENTIFICAÇÃO

Trata-se de paciente do gênero feminino, 42 anos com queixa recente de cansaço aos esforços e piora progressiva, com queda na *performance* em sua atividade física (corrida de 10k).

ANAMNESE

O fato de seus exames anteriores, avaliação anual, nunca terem apresentado alterações cardiológicas, assim como a piora progressiva e rápida, nos obriga a investigar de forma criteriosa este caso.

ANTECEDENTES PESSOAIS

Não há fatores de risco pessoais.

ANTECEDENTES FAMILIARES

Apenas o pai é portador de doença coronária crônica.

EXAME FÍSICO

Exame físico inocente.

HIPÓTESE DIAGNÓSTICA

Até o momento, pode-se sugerir as seguintes hipóteses:

- anemia;
- cardiomiopatia de causa a esclarecer;
- síndrome do excesso de treinamento (SET).

EXAMES COMPLEMENTARES E EVOLUÇÃO

Partindo para exames complementares, já foi descrito que os laboratoriais estavam normais e o teste ergométrico idem, com excelente capacidade funcional.

Com as alterações estruturais encontradas no ecocardiograma, foi orientada a suspender os exercícios físicos por 3 meses para posterior reavaliação, pois na hipótese de ser SET, o descondicionamento pode fazer desaparecerem as alterações.

O ecocardiograma após essa interrupção resultou normal, assim com o teste cardiopulmonar de exercício, apenas com cronotropismo exacerbado.

Nova interrupção de mais 3 meses foi sugerida, pela possibilidade de SET. Distúrbios de ansiedade e humor também podem estar associados ao quadro.

Existem dois tipos de SET: o simpático ou do tipo Basedow, e o parassimpático, ou do tipo Addison.

A SET do tipo parassimpático é mais comum em atletas veteranos. Nem sempre é acompanhada de queda do rendimento desportivo. Muitas vezes se manifesta somente por certo estado de letargia, consequência do grande predomínio vagal.

A do tipo simpático, que é a mais comum, costuma ocasionar queda do rendimento físico, irritabilidade, insônia, inapetência, sudorese profusa, taquicardia persistente e outras taquiarritmias, retorno lento a frequência cardíaca basal após o esforço físico e hipertensão arertial.

Mesmo após essa última interrupção, a paciente retorna com ansiedade importante e insônia. Novo teste cardiopulmonar mostra piora da *performance* e da dispneia, o que praticamente afasta a suspeita de SET.

Novo ecocardiograma resultou normal, porém com pressão de artéria pulmonar limítrofe.

Mesmo após esses exames e condutas, ainda não se tem um diagnóstico definitivo.

Na ressonância nuclear magnética, observa-se aumento discreto de câmaras direitas, com ausência de edema e infiltração gordurosa dos ventrículos, ausência de realce tardio e provável drenagem anômala parcial das veias pulmonares.

Sendo assim, a possibilidade de displasia arritmogênica de VD fica afastada.

Para confirmar o diagnóstico, a realização de uma angioressonância magnética de tórax mostrou o já descrito na exposição do caso.

DIAGNÓSTICO

Paciente com doença vascular pulmonar e cardiopatia congênita tem risco de morte súbita durante atividade esportiva. Muitos deles autolimitam sua atividade, e não devem participar em esportes competitivos, com exceção dos esportes de baixa intensidade (classe IA).

RECOMENDAÇÕES

- Pacientes com pressão arterial pulmonar < 25 mmHg podem participar de todos esportes competitivos (classe I; nível de evidência B);

- Pacientes com moderada ou severa hipertensão pulmonar, com pressão arterial pulmonar média > 25 mmHg, não devem participar de nenhum esporte competitivo, com possível exceção dos esporte de baixa intensidade (classe IA).

A decisão foi tomada de comum acordo médico/paciente, de afastamento de atividade competitiva, orientação para manter exercícios moderados e acompanhamento semestral, o que vem sendo feito e sem piora do quadro.

LEITURA SUGERIDA

1. Diretriz em Cardiologia do Esporte e do Exercício da Sociedade Brasileira de Cardiologia e da Sociedade Brasileira de Medicina do Esport, 2013.

2. Eligibility and Disqualification Recommendations for Competitive Athletes With Cardiovascular Abnormalities: Preamble, Principles, and General Considerations – A Scientific Statement From the American Heart Associatio and American College of Cardiology, 2015.

9 Desafios no Tratamento da Angina Refratária

CARLOS COSTA MAGALHÃES • LUCIANA OLIVEIRA CASCAES DOURADO

INTRODUÇÃO

Define-se angina refratária como uma condição álgica crônica (pelo menos três meses de duração), caracterizada pela presença de isquemia miocárdica, determinada por insuficiência coronariana na presença de doença arterial coronariana (DAC), não passível de controle através de tratamento clínico-medicamentoso e onde não seja possível a revascularização do miocárdio, quer seja através de técnica percutânea (angioplastia) ou cirúrgica, a despeito da otimização do tratamento farmacológico máximo tolerado.

O manejo clínico dos pacientes portadores se angina refratária é um desafio, uma vez que requer um ajuste terapêutico fino de pacientes polimedicados, frequentemente portadores outras comorbidades como depressão, que apresentam importante prejuízo da qualidade de vida e que, apesar de esgotarem as opções terapêuticas habituais, permanecem extremamente sintomáticos.

Um número crescente de opções terapêuticas tem surgido para o alívio da angina, embora muitas ainda não disponíveis em nosso país. Destacam-se, além dos novos fármacos antianginosos, as terapias não invasivas como contrapulsação externa e terapia por ondas de choque, o implante de dispositivo redutor de seio coronário, terapia celular e até mesmo terapias de neuromodulação (revascularização transmiocárdica a *laser*, neuroestimuladores). A reabilitação cardiovascular, raramente prescrita no cenário de angina limitante, também se mostrou opção segura e eficaz na melhora da qualidade de vida e da limitação funcional dos pacientes e pode ser considerada uma opção terapêutica.

IDENTIFICAÇÃO

Paciente do sexo masculino, 50 anos.

ANAMNESE

Com antecedentes de dislipidemia, hipertensão arterial e diabetes melito, submetido à cirurgia de revascularização miocárdica (enxerto de artéria mamária esquerda para artéria descendente anterior; enxerto de veia safena para ramo marginal esquerdo; enxerto de veia safena para coronária direita) há 6 anos e à angioplastia coronariana com *stent* convencional em ramo circunflexo e ramo ventricular posterior esquerdo (VPE) há 8 meses.

Fazia uso regular de atenolol 200 mg/dia, anlodipina 10 mg/dia, propatilnitrato 30 mg/dia, ivabradina 10 mg/dia, hidroclorotiazida 25 mg/dia, losartan 100 mg/dia, AAS 100 mg/dia, clopidogrel 75 mg/dia, atorvastatina 80 mg/dia, metformina 2.250 mg/dia e glicazida 120 mg/dia.

Estava em seguimento ambulatorial de forma irregular desde a última intervenção. Em consulta, referia queixa de angina pectoris típica desencadeada aos mínimos esforços, que melhorava ao repouso e/ou com a utilização de nitrato sublingual, associado à dispneia com limitação funcional importante.

EXAME FÍSICO

Ao exame físico, apresentava: PA = 160x100 mmHg; FC = 88 bpm; peso = 102 kg; IMC = 34,1.

Sem outras alterações no exame cardiovascular, exceto a presença de discreto edema simétrico dos membros inferiores ++/4+.

EXAMES LABORATORIAIS

Trazia em consulta os resultados dos exames laboratoriais, apresentando:

Glicemia de jejum = 147 mg/L	LDL-c = 122 mg/dL	HDL-c = 37 mg/dL
Triglicérides = 130 mg/dL	Creatinina = 1,15 mg/dL	

EXAMES COMPLEMENTARES

Eletrocardiograma (ECG)

Eletrocardiograma realizado em consulta (Figura 9.1).

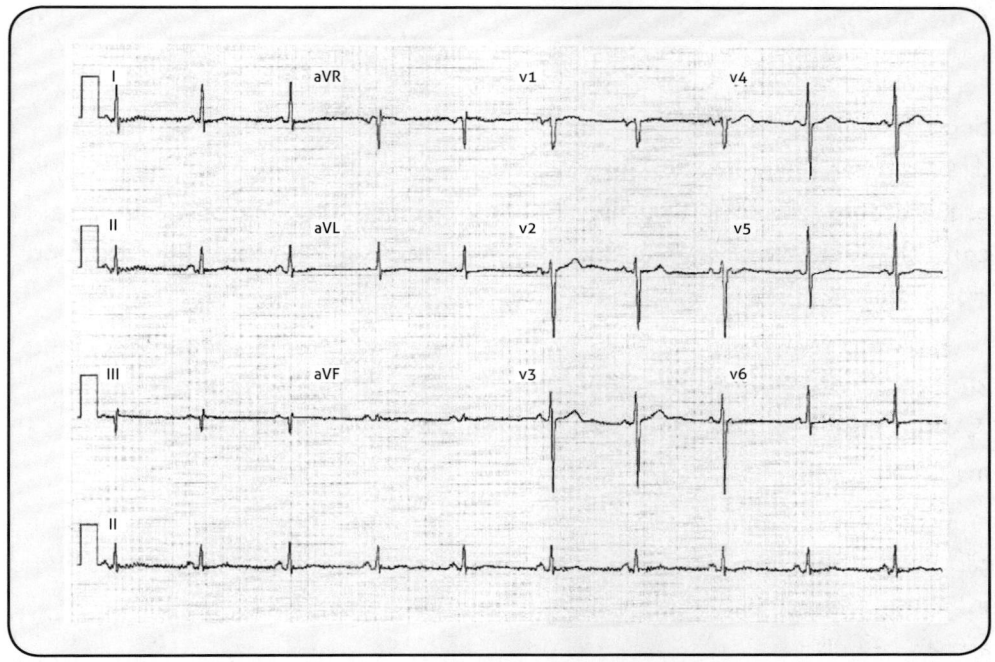

Figura 9.1. Eletrocardiograma de repouso realizado durante a primeira consulta.

Coronariografia diagnóstica

Foi solicitado coronariografia diagnóstica (Figura 9.2), que evidenciou artéria descendente anterior (ADA) ocluída em seu terço médio, primeiro ramo diagonal irregular, ramo circunflexo com lesão de 40% em seu terço médio, primeiro ramo marginal com lesão de 80% em seu terço médio, ramo VPE de grande importância, com lesão de 40% em seu terço médio, coronária direita (CD) ocluída em seu terço proximal, enxerto de artéria mamária esquerda para ADA irregular, demais enxertos ocluídos, *stent* pérvio no ramo VPE e presença de circulação colateral de múltipla origem para a CD.

Dentre as opções convencionais de tratamento para angina estável (clínico, percutâneo e cirúrgico), foi optado pela manutenção do tratamento clínico, uma vez que o paciente apresentava doença aterosclerótica difusa, com leito coronariano fino, não sendo considerado possível nenhum tipo de intervenção invasiva, isto é, angioplastia e/ou cirurgia de revascularização miocárdica.

Desse modo, foi introduzido trimetazidina 70 mg/dia para melhor controle da angina e clonidina 0,1 mg/dia para redução da PA e foi reforçada a necessidade de mudança de estilo de vida, com hábitos alimentares mais saudáveis.

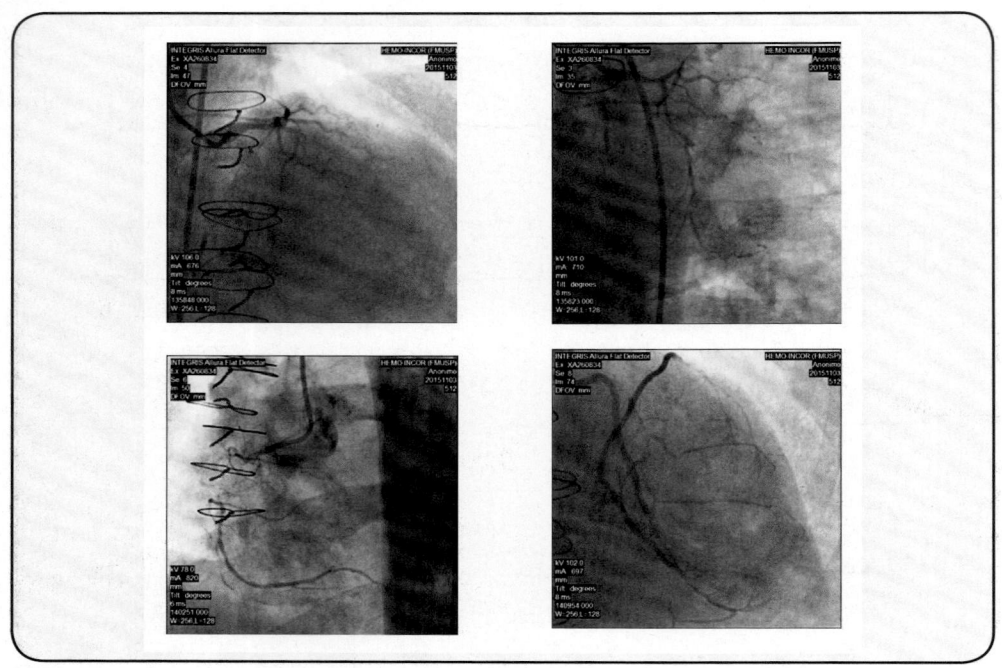

Figura 9.2. Coronariografia diagnóstica.

Em retorno ambulatorial seguinte, referia ter permanecido 4 meses assintomático após o ajuste medicamentoso, voltando a apresentar angina, agora, aos moderados esforços, entretanto, persistindo com limitação funcional para suas atividades habituais. Ao exame, mantinha PA 160x100 mmHg e FC 60 bpm.

DIAGNÓSTICO

Nesse momento, o diagnóstico estabelecido foi de angina refratária, uma vez que o paciente já estava em uso de todas as classes de medicações antianginosas e anti-isquêmicas disponíveis e em dose máxima, na presença de substrato anatômico, sem possibilidade anatômica de intervenção coronariana e persistindo com sintoma limitante.

TRATAMENTO

Dentre as opções terapêuticas alternativas existentes para o tratamento da angina refratária, foi optado pela reabilitação cardiovascular. Para auxiliar na prescrição do treino e determinação dos limiares de isquemia e de angina.

Foram realizados ecocardiograma de estresse físico em cicloergômetro (protocolo escalonado) e teste cardiopulmonar em esteira (protocolo rampa). Os exames foram repetidos ao final de 12 semanas de treinamento físico, conforme demonstrado na Tabela 9.1.

Tabela 9.1. Evolução clínica, laboratorial e ecocardiográfica de esforço do paciente após 12 semanas de reabilitação cardiovascular		
Parâmetros	Exame inicial	Exame após 12 semanas
Clínicos		
Peso (kg)	101,9	98,5
Circunferência abdominal (cm)	111	109,5
PA (mmHg)	160x80	160x90
FC (bpm)	58	64
Laboratoriais		
Hemoglobina (mg/dL)	14,5	14,4
HDL-colesterol (mg/dL)	36	37
LDL-colesterol (mg/dL)	119	87
Triglicérides (mg/dL)	173	150
Glicemia jejum (mg/dL)	150	104
HBA1C (%)	6,5	6,3
Ecocardiográficos		
Carga máxima (W)	50	50
Duração do teste (s)	303	396
FC máxima (bpm)	82	91
FC de início da angina (bpm)	81	NA
Escore de contratilidade basal	1	1
Escore de contratilidade no estresse	1,23	1
Ergoespirométicos		
VO_2 (mL/kg/min)	16,6	16,6
Duração do teste (s)	450	510

O protocolo de reabilitação cardiovascular consistiu de treinamento físico individualizado (3 sessões semanais, com duração de 1 hora cada, divididas em 40 minutos de treino aeróbico, prescrito respeitando o limiar de angina e/ou isquemia, e seguido de treino resistido), realizado em ambiente hospitalar, com monitorização eletrocardiográfica contínua.

Ao fim do programa, o paciente foi reavaliado em consulta, apresentando além da perda ponderal e melhor controle metabólico, resolução completa do quadro anginoso e da isquemia miocárdica, e maior tolerância ao esforço físico máximo.

LEITURA SUGERIDA

1. Asbury EA, Webb CM, Probert H, Wright C, Barbir M, Fox K et al. Cardiac rehabilitation to improve physical functioning in refractory angina: a pilot study. Cardiology. 2012;122(3):170-7.

2. Dourado LOC, Poppi NT, Adam EL, Leite TN, Pereira Ada C, Krieger JE. The effectiveness of intensive medical treatment in patients initially diagnosed with refractoryangina. Int J Cardiol. 2015;186:29-31.

3. Geovanini GR, Gowdak LHW, Pereira AC, Danzi-Soares NJ, Dourado LOC, Poppi NT. OSA and depression are common and independently associated with refractory angina in patients with coronary artery disease. Chest. 2014 Jul;146(1):73-80.

4. Henry TD, Satran D, Jolicoeur EM. Treatment of refractory angina in patients not suitable for revascularization. N-at Rev Cardiol. 2014 Feb;11(2):78-95.

5. McGillion M, Arthur HM, Cook A, Carroll SL, Victor JC, L'allier PL et al. Management of patients with refractory angina: Canadian Cardiovascular Society/Canadian Pain Society joint guidelines. Can J Cardiol. 2012 Mar-Apr;28(2 Suppl):S20-41.

10 Disfunção do Ventrículo Esquerdo Grave

PEDRO SILVIO FARSKY • RENATO KAWAHISA LEVIN

INTRODUÇÃO

A disfunção do ventrículo esquerdo (VE) grave pode ser definida como a miocardiopatia com fração de ejeção menor que 35%. Ao redor de 6 milhões de pessoas nos EUA e 15 milhões na Europa possuem disfunção ventricular. A principal etiologia é a doença arterial coronariana (DAC), sendo essa responsável por mais de 500 mil mortes por ano nos EUA. Na investigação do paciente com DAC, opta-se pela chamada estratificação invasiva ou não invasiva, e o tratamento inclui terapia medicamentosa otimizada apenas ou associada à revascularização miocárdica (percutânea ou cirúrgica). A apresentação da doença isquêmica sem sinais de instabilidade, mas com sinais de gravidade como angina de início recente, rapidamente progressiva ou sinais de insuficiência cardíaca (IC) tem indicação de investigação invasiva com cateterismo cardíaco para conhecimento da anatomia coronariana e então programação terapêutica.

IDENTIFICAÇÃO

WM, de 55 anos, masculino, branco, solteiro, feirante, procedente de São Paulo.

ANTECEDENTES PESSOAIS

Paciente tabagista (carga tabágica de 40 anos/maço), etilista e portador do vírus da hepatite C. Negava hipertensão arterial, diabetes melito ou dislipidemia. Não fazia uso de nenhuma medicação.

ANTECEDENTES FAMILIARES

Sem antecedente familiar positivo para insuficiência coronariana.

ANAMNESE

Atendido em consulta ambulatorial com história de dispneia aos esforços maiores (classe funcional II da NYHA) e angina com limitação leve nas atividades diárias (classe II da CCS), iniciados há 5 meses.

EXAME FÍSICO

Ao exame físico, paciente apresentava: PA =150x100 mmHg; FC = 72 bpm.

Ausculta cardíaca com ritmo regular sem sopros audíveis, eupneico com FR:16 irpm e ausculta pulmonar com murmúrios vesiculares bilaterais sem ruídos adventícios. Não apresentava edemas nas extremidades, sem sinais de turgência jugular ou refluxo hepatojugular.

Abdome sem visceromegalias, sem sinais de ascite ou quaisquer outras alterações.

EXAMES LABORATORIAIS

Exames laboratoriais mostraram hemograma sem alterações, função renal preservada, sem alterações hidroeletrolíticas, glicemia sem evidências de diabetes melito e perfil lipídico com hipertrigliceridemia.

Hemoglobina = 13,2 g/dL	Hematócrito = 38,1%	Leucócitos = 7.500
Plaquetas = 185.000/mm³	Ureia = 24 mg/L	Creatinina = 1,0 mg/L
Sódio = 142	Potássio = 4,8 meq/L	Cálcio = 9,4 mg/dL
Glicose = 71 mg/L	Colesterol total = 210 mg/dL	HDL = 40 mg/dL
LDL = 96 mg/dL	VLDL = 74 mg/dL	Triglicérides = 371 mg/dL

EXAMES COMPLEMENTARES

ELETROCARDIOGRAMA (ECG)

Eletrocardiograma (Figura 10.1).

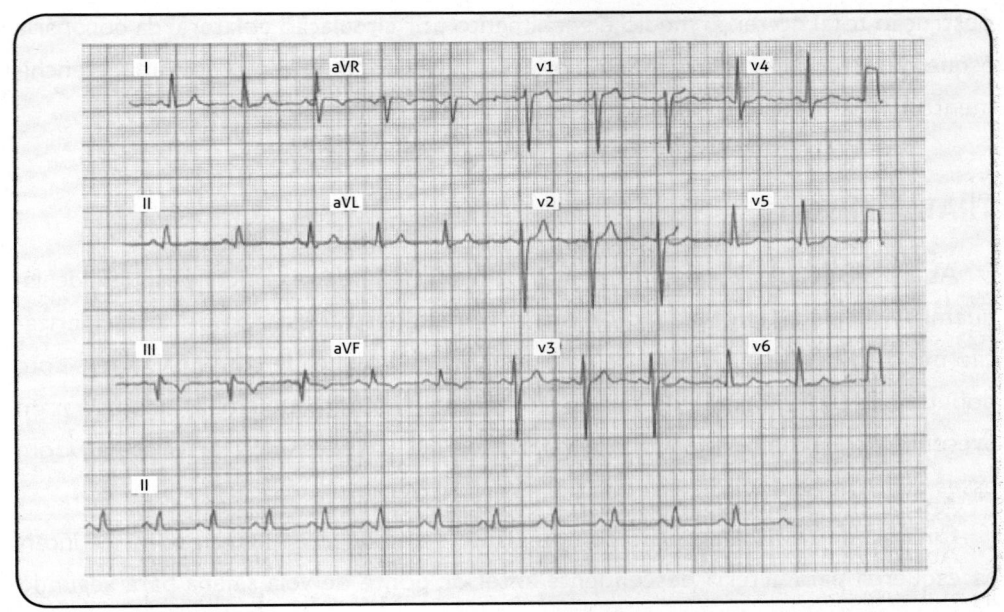

Figura 10.1. Eletrocardiograma.

ECOCARDIOGRAMA

Ecocardiograma com dilatação da cavidade ventricular esquerda e fração de ejeção reduzida (35%), acinesia dos segmentos basais e médios da parede inferior e posterior e do ápice e segmentos distais das paredes anterior, septal e lateral.

DIAGNÓSTICO

Frente aos dados apresentados, nos vemos diante de um caso de miocardiopatia isquêmica com grave disfunção do ventrículo esquerdo. Nesse momento a tendência é seguir a investigação para doença isquêmica do miocárdio. Podemos lançar mão da investigação invasiva (cateterismo cardíaco) ou não invasiva (teste ergométrico, ECO *stress*, cintilografia miocárdica, ressonância magnética). Segundo a Diretriz Brasileira de Doença Coronária Estável de 2014 e a Diretriz Europeia de Doença Coronária estável de 2013, esse paciente com angina típica e disfunção ventricular ou sinais de insuficiência cardíaca deve ser encaminhado à estratificação invasiva.

EVOLUÇÃO

O referido paciente realizou a cineangiocoronariografia que mostrou artéria descendente anterior com lesão grave no terço proximal, artéria circunflexa com obstrução total no terço médio e enchimento por circulação colateral da coronária esquerda, artéria coronária direita com obstrução total no terço proximal e enchimento por circulação colateral da coronária esquerda.

TRATAMENTO

As possibilidades terapêuticas englobam o tratamento clínico, pesquisa de isquemia/viabilidade, intervenção coronária percutânea ou cirurgia de revascularização miocárdica (CRM). Optou-se pela pesquisa de viabilidade com ECO *stress* com dobutamina e cintilografia do miocárdio com tálio, sendo que ambas demostraram presença de isquemia transitória e viabilidade nas paredes anterior e lateral. Com esses dados, foi indicado a cirurgia de revascularização do miocárdio.

Cirurgia de revascularização com implante de enxerto de artéria torácica interna esquerda para artéria descendente anterior, ponte de veia safena para segundo ramo marginal da artéria circunflexa e ponte de veia safena para ramo descendente posterior da artéria coronária direita.

Procedimento realizado sem intercorrências. Recebeu alta hospitalar no 7 dia de pós-operatório.

Durante seguimento até a presente data, após 10 anos, o paciente não apresentou novos episódios de angina, manteve-se em classe funcional II em uso de medicação otimizada e sem limitação para as suas atividades da vida diária. Referia apenas discreta dispneia aos esforços maiores, como subir ladeiras.

DISCUSSÃO

A CRM apresentou enormes avanços desde seu início na década de 1970, com importantes reduções na mortalidade operatória e melhores resultados a longo prazo. O tratamento clínico que também apresentou importante evolução, com a introdução de fármacos que prolongam a sobrevida tanto da doença isquêmica como na insuficiência cardíaca. Essa evolução modifica o modo como tratamos a disfunção grave do VE na miocardiopatia isquêmica. Estes são os pacientes de maior risco de mortalidade operatória assim como os pacientes onde a intervenção cirúrgica e farmacológica proporciona o maior benefício.

Nos pacientes com miocardiopatia isquêmica, devemos realizar a angiografia coronária mais precocemente e a indicação de revascularização de modo mais consciente, considerando riscos e benefícios. Recentemente, a viabilidade miocárdica não foi considerada como marcador de maior benefício de sobrevida pelo estudo Stich, assim como este estudo comprovou o benefício da CRM na sobrevida em 10 anos. Nesse caso em especial, verificamos um paciente com grave acometimento nos 3 vasos coronários e grave disfunção do VE. Aqui a presença ou não de viabilidade miocárdica não modifica a indicação do tratamento cirúrgico, uma vez que a sua indicação se torna imperiosa pela gravidade anatômica da árvore coronariana. Em pacientes com risco operatório aceitável, devemos indicar a CRM, visto a comprovação do benefício de sobrevida neste grupo de pacientes.

Segundo o estudo Stich, o único estudo prospectivo e randomizado a avaliar esse tema, a viabilidade miocárdica não seria um fator fundamental para a indicação, e sim a gravidade anatômica da árvore coronariana e disfunção ventricular.

LEITURA SUGERIDA

1. Velazquez EJ, Lee KL, Jones RH, Al-Khalidi HR, Hill JA, Panza JA. for the STICHES Investigators. (2016). Coronary-Artery Bypass Surgery in Patients with Ischemic Cardiomyopathy. The New England Journal of Medicine, 374(16),1511–1520. http://doi.org/10.1056/NEJMoa1602001.

2. Velazquez EJ, Lee KL, Deja MA, Jain A, Sopko G, Marchenko A. The STICH Investigators. (2011). Coronary-Artery Bypass Surgery in Patients with Left Ventricular Dysfunction. The New England Journal of Medicine, 364(17), 1607–1616. http://doi.org/10.1056/NEJMoa1100356.

3. Montalescot G, Sechtem U, Achenbach S, Andreotti F, Arden C, Budaj A, et al. 2013 ESC guidelines on the management of stable coronary artery disease. European Heart Journal (2013)34, 2949–3003. doi:10.1093/eurheartj/eht296.

4. Cesar LA, Ferreira JF, Armaganijan D, Gowdak LH, Mansur AP, Bodanese LC, et al. Diretriz de Doença Coronária Estável. Arq Bras Cardiol 2014; 103(2Supl.2):1-59.

11 Síndrome Coronária Aguda

Antonio Carlos Camargo Carvalho • Pedro Ivo de Marqui Moraes

INTRODUÇÃO

Estima-se que no Brasil mais da metade dos casos de síndrome coronariana aguda (SCA) com supradesnível de ST não recebam um tratamento de reperfusão miocárdica adequada. Redes para tratamento de SCA, adaptadas às condições estruturais e socioeconômicas regionais, podem reduzir atrasos no atendimento e proporcionar menor morbimortalidade.

IDENTIFICAÇÃO

Paciente masculino, 56 anos, pardo, comerciante, natural e procedente de São Paulo – SP.

ANAMNESE

Fazia seguimento médico regular por diabetes melito tipo 2, dislipidemia e obesidade (IMC = 41 kg/m^2). Negava sintomas prévios, uso de drogas ou tabagismo. Histórico familiar negativo para doença cardiovascular precoce. Medicações de uso domiciliar: metformina 850 mg 3x/dia e sinvastatina 40 mg à noite.

Apresentou desconforto torácico iniciado em repouso, acompanhado de náuseas e sudorese, sem irradiação, às 20 horas do dia 24 de janeiro de 2016. Procurou por meios próprios atendimento médico 1 hora e meia depois, com persistência dos sintomas. Exame físico de admissão hospitalar mostrou PA = 140x90 mmHg em ambos os braços; FC = 94 bpm, fácies de dor, ausculta cardíaca e pulmonar sem alterações. Abdome globoso, indolor e sem massas palpáveis, extremidades com boa perfusão periférica, sem edemas, pulsos presentes e simétricos.

EXAMES INICIAIS

ELETROCARDIOGRAMA (ECG)

Eletrocardiograma de 12 derivações (Figura 11.1), realizado 10 minutos após a chegada ao pronto-atendimento, evidenciou ritmo sinusal com supradesnível de segmento ST em parede inferior. Derivações eletrocardiográficas auxiliares confirmaram acometimento de parede dorsal (V7 e V8) e de ventrículo direito (V3R e V4R).

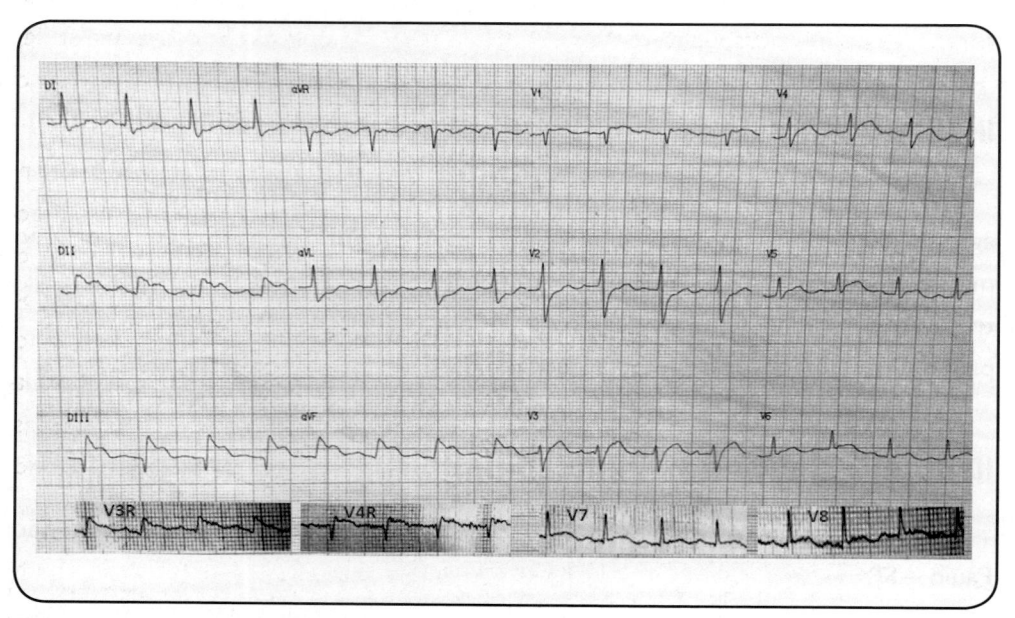

Figura 11.1. Eletrocardiograma.

HIPÓTESES DIAGNÓSTICAS

O diagnóstico de SCA com supradesnível de ST é imperativo. Anamnese, exame físico e ECG são suficientes para estabelecer esse diagnóstico e para buscar precocemente a melhor estratégia de reperfusão miocárdica. Exames laboratoriais, como marcadores de necrose miocárdica, coagulograma, ureia, creatinina, eletrólitos, perfil lipídico e hemograma devem ser coletados para balizar o seguimento dos pacientes, mas em nenhuma hipótese o tratamento inicial deve ser postergado para esperar os exames complementares.

Um diagnóstico diferencial possível para esse caso configura a dissecção de aorta ascendente com acometimento de óstio de coronária direita. Porém, não há sinais propedêuticos compatíveis com disseção de aorta, como irradiação dorsal da dor torácica, assimetria de pressão e pulsos arteriais ou sopro diastólico em foco aórtico. Outras causas de supradesnível de ST, como pericardite, repolarização precoce e hipertrofia ventricular esquerda não são compatíveis com o quadro clínico e as características do ECG nesse caso.

EVOLUÇÃO

Foram prescritos AAS 300 mg, clopidogrel 300 mg e enoxaparina 100 mg subcutânea. Como a perspectiva de transferência para angioplastia primária era superior a 2 horas, o paciente foi submetido à fibrinólise com tenecteplase 50 mg (peso 120 kg), com um tempo porta-agulha de 35 minutos.

Logo após transferência ao hospital terciário para realização de cateterismo cardíaco, o paciente apresentou parada cardiorrespiratória (PCR) em ritmo de fibrilação ventricular, sendo realizadas 13 desfibrilações e intubação orotraqueal com tempo total de PCR de 40 minutos. ECG pós-PCR (Figura 11.2) evidenciou bloqueio atrioventricular total (BAVT) e manutenção do supradesnível de ST inferior. Encaminhado imediatamente a cateterismo de resgate com angioplastia de coronária direita (havia oclusão total da artéria) com um *stent* convencional. Demais artérias coronarianas sem obstruções significativas. O tempo entre início dos sintomas e o implante do *stent* foi de 10 horas com um tempo de transferência de mais de 7 horas.

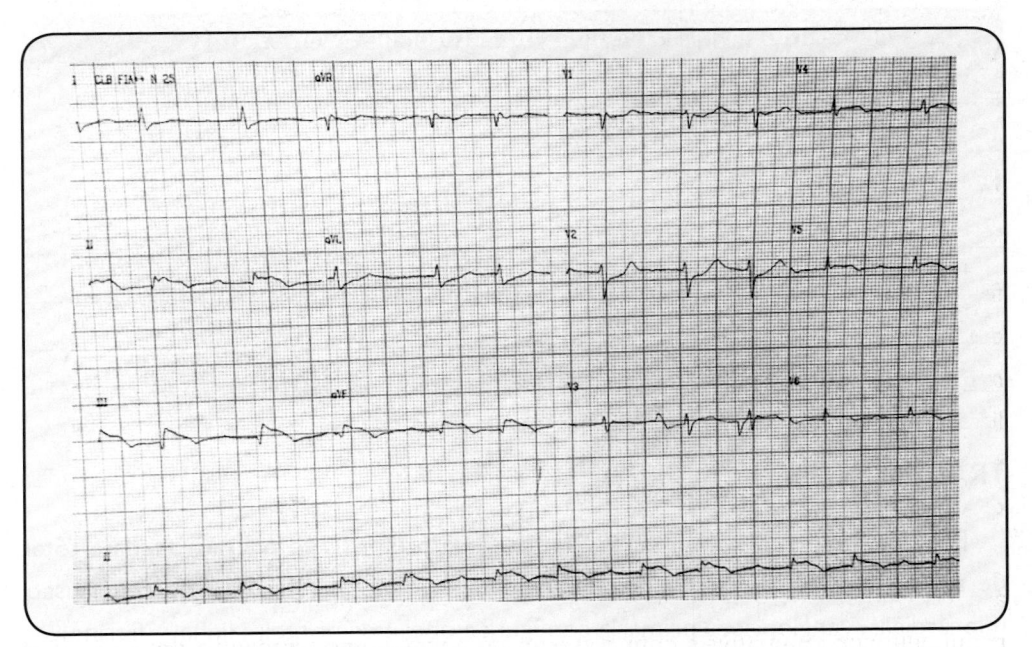

Figura 11.2. Eletrocardiograma pós-PCR.

Apesar da angioplastia com sucesso, houve evolução clínica desfavorável com hipotensão refratária e disfunção orgânica múltipla. Exames complementares mostraram creatinina 2,15 mg/dL, TGO 800, TGP 615, glicemia 508, acidose metabólica e hiperlactatemia. Ecocardiograma revelou fração de ejeção ventricular esquerda de 45%, à custa de hipocinesia inferoposterior e *deficit* importante de contratilidade de ventrículo direito (VD).

DIAGNÓSTICO

Choque cardiogênico secundário à SCA com supradesnível de ST de parede inferodorsal e de VD, complicado por PCR prolongada e BAVT.

O manejo intensivo em unidade coronariana incluiu medidas de expansão volêmica, marca-passo transvenoso, dobutamina e balão intra-aórtico. Devido à refratariedade das medidas para estabilização hemodinâmica, foram feitas aferições com cateter de Swan-Ganz (Tabela 11.1). Nesse estágio final, foi evidenciado choque misto com vasoplegia, com baixa resistência vascular sistêmica, índice cardíaco deprimido e pressões de enchimento elevadas. Não havia condições de uso no hospital de outras formas de suporte circulatório. Evoluiu com falência orgânica e óbito após 48 horas.

Tabela 11.1. Medidas do cateter de Swan-Ganz		
Variável	**Valores**	**Referência**
Índice cardíaco (L/min/m²)	2,4	Limite inferior
Pressão arterial média invasiva (mmHg)	60	Baixa
Pressão venosa central (mmHg)	12	Elevada
Resistência vascular pulmonar (din.seg/cm⁵)	127	Normal
Resistência vascular sistêmica (din.seg/cm⁵)	495	Baixa
Pressão capilar pulmonar média (mmHg)	17	Elevada

TRATAMENTO

Em SCA com supradesnível de ST, diante da premissa de oclusão aguda e total de artéria coronariana, é fundamental definir a melhor estratégia de reperfusão miocárdica. A angioplastia primária configura a opção de primeira linha. A fibrinólise, salvo contraindicações, é alternativa viável em locais sem serviços de cardiologia intervencionista ou quando a transferência em tempo hábil (menor que 2 horas) não está disponível.

A estratégia fármaco-invasiva (EFI), constituída por fibrinólise seguida de transferência sistemática para realização de cateterismo cardíaco após 3 a 24 horas, representa uma alternativa adequada na estruturação de redes regionais para tratamento de SCA com supradesnível de ST. Recente estudo randomizado e multicêntrico comparou a EFI com a angioplastia primária em pacientes nas primeiras 3 horas de sintomas, e não mostrou diferença entre os grupos em relação ao desfecho composto de morte, choque, insuficiência cardíaca e reinfarto em 30 dias.

Com relação ao infarto de VD, é digna de nota a frequente necessidade de grandes alíquotas de volume para reversão de hipotensão, visto que o débito ventricular direito é intimamente relacionado à pré-carga (volume-dependente), mesmo motivo pelo qual os nitratos são contraindicados nestes casos.

DISCUSSÃO

Trata-se de paciente de alto risco cardiovascular, com obesidade mórbida e diabetes melito, que apresentou SCA com supradesnível de ST inferodorsal e de VD com evolução catastrófica, complicado por PCR prolongada, BAVT e choque cardiogênico. A despeito de tempos relativamente rápidos entre dor-hospital, porta-ECG e porta-agulha, a fibrinólise não resultou em reperfusão miocárdica. O atraso na transferência para serviço com cateterismo cardíaco pode ser considerado crítico para o desfecho do caso, pois a não abertura da artéria após o uso de TNK ocorre em 25 a 30% dos casos, além de que pode haver reoclusão da artéria após abertura inicial.

Outros fatores relevantes no caso incluem a obesidade mórbida, que pode ter ocasionado uma biodisponibilidade insuficiente de fibrinolítico e medicações adjuvantes para tratamento do infarto, além do uso do balão intra-aórtico, que não melhora significativamente a contração de VD. O componente vasoplégico pode ser visto no choque cardiogênico e nestes casos a dependência de volume e de noradrenalina se acentua ainda mais frente a um IAM de VD.

Conclui-se que a estruturação e o aprimoramento de redes de tratamento de SCA com supradesnível de ST, seja por angioplastia primária ou pela estratégia fármaco-invasiva, são essenciais para garantir reperfusão miocárdica precoce e melhora de sobrevida nesse grupo de pacientes (Tabela 11.2).

Tabela 11.2. Terapêutica de reperfusão e adjuvante em SCA com supradesnível de ST

	Medicação	Dose	Contraindicações
Antiagregação (1°)	AAS	Ataque: 200 a 300 mg VO Manutenção: 100 mg/dia	Sangramento ativo grave ou alergia comprovada
Opções de antiagregação (2°)	Clopidogrel	Ataque: 300 mg VO. Manutenção: 75 mg/dia (Ataque: 600 mg VO, se angioplastia primária)	Sangramento ativo grave
	Ticagrelor	Ataque: 180 mg VO Manutenção: 90 mg VO 12/12h	Não aprovado se fibrinólise
	Prasugrel	Ataque: 60 mg VO Manutenção: 10 mg/dia	Não aprovado se fibrinólise < 60 kg; ≥ 75 anos AVC prévio
Opções de anticoagulação	Enoxaparina	Ataque 30 mg IV + 1 mg/kg SC 12/12h (≥ 75 anos; 0,75 mg/kg SC 12/12h sem ataque IV)	Peso < 40 kg ou > 120 kg *Clearance* creatinina < 30mL/min
	Heparina não fracionada	Ataque: 60 UI/kg IV (máximo 5.000 UI) Manutenção: 12 UI/kg/h IV (máximo 1.000 UI/h)	Plaquetopenia ou sangramento ativo grave Manter TTPa 1,5-2,5
Analgesia	Nitratos	Isossorbida5 mg SL até 3x (intervalos 5 minutos) Nitroglicerina ou Nitroprussiato de sódio IV (bomba de infusão contínua)	Infarto de ventrículo direito Uso de sildenafil ou similares (24h) PAS < 90 mmHg
	Morfina	2 a 4 mg IV (repetir a cada 10 minutos se dor)	Hipotensão
Suporte respiratório	Oxigênio	Cateter de O_2 com 2-4 L/min Máscara de O_2 ou Venturi (30 a 50%)	O_2 suplementar se dispneia ou oximetria de pulso < 94%
Definir estratégia de reperfusão	Fibrinolítico (IV)	Tenecteplase conforme peso Estreptoquinase 1.500.000 UI em 30-60 minutos t-PA 15mg bólus 0,75mg/kg 15 minutos 0,5mg/kg 60 minutos	Seguir protocolo hospitalar e cartilha de contraindicações
	Angioplastia primária	Meta: porta-balão 90 minutos (60 minutos se grande área de risco) ou transferência externa < 2h	

Continua >>

Continuação >>

Tabela 11.2. Terapêutica de reperfusão e adjuvante em SCA com supradesnível de ST			
	Medicação	**Dose**	**Contraindicações**
Medicações adjuvantes (nas primeiras 24 horas)	Betabloqueadores (VO)	Metoprolol 25 a 100 mg, atenolol 25 a 100 mg/dia Carvedilol 6,25 a 25 mg 12/12 horas Propranolol 10 a 40 mg 8/8 horas	PAS <100 mmHg, FC < 60 bpm, asma, sinais de má perfusão ou choque cardiogênico
	Estatinas (VO)	Atorvastatina 40 a 80 mg Rosuvastatina 20 mg, Sinvastatina 40 mg	A priori para todos pacientes Meta LDL < 70 mg/dL
	IECA/BRA (VO)	Captopril 6,25 a 50 mg 8/8h Enalapril 5 a 20 mg12/12h Losartana 25 a 100 mg/dia	K > 5,5 Creatinina > 2,5 Maior benefício em diabéticos, hipertensos IAM anterior
	Inibidores de aldosterona (VO)	Espironolactona 12,5 a 50 mg/dia Eplerenone 25 a 50 mg/dia	K > 5 Creatinina > 2,5 Indicados se fração de ejeção < 40% ou IC CF III ou IV

VO: via oral; IV: intravenoso; SC: subcutâneo; SL: sublingual; PAS: pressão arterial sistólica; AVC: acidente vascular cerebral; IAM: infarto agudo do miocárdio; IC: insuficiência cardíaca; FC: frequência cardíaca; K: potássio; CF: classe funcional.

LEITURA SUGERIDA

1. Armstrong PW, Gershlick AH, Goldstein P, Wilcox R, Danays T, Lambert Y, et al; STREAM Investigative Team. Fibrinolysis or primary PCI in ST-segment elevation myocardial infarction. N Engl J Med. 2013;368(15):1379-87.

2. Cantor WJ, Fitchett D, Borgundvaag B, Ducas J, Heffernan M, Cohen EA, et al; TRANSFER-AMI Trial Investigators. Routine early angioplasty after fibrinolysis for acute myocardial infarction. N Engl J Med. 2009;360(26):2705-18.

3. O'Gara PT, Kushner FG, Ascheim DD, Casey DE Jr, Chung MK, de Lemos JA, Ettinger SM, Fang JC, Fesmire FM, Franklin BA, Granger CB, Krumholz HM, Linderbaum JA, Morrow DA, Radford MJ, Tamis-Holland JE, Tommaso CL, Tracy CM, Woo YJ, Zhao DX. 2013 ACCF/AHA guideline for the management of ST-elevation myocardial infarction: a report of the American College of Cardiology Foundation/American Heart Association Task Force on Practice Guidelines. Circulation. 2013;127.

4. Piegas LS, Timerman A, Feitosa GS, Nicolau JC, Mattos LAP, Andrade MD, et al. V Diretriz da Sociedade Brasileira de Cardiologia sobre Tratamento do Infarto Agudo do Miocárdio com Supradesnível do Segmento ST. Arq Bras Cardiol. 2015; 105(2):1-105.

12 Abordagem de Paciente Idoso com Miocardiopatia Dilatada e Risco de Morte Súbita

Bruno Pereira Valdigem

IDENTIFICAÇÃO

Homem, 83 anos.

ANAMNESE

Referiu queixa de falta de ar há 12 meses. Refere história prévia de diabetes melito, hipotireoidismo e fibrilação atrial paroxística, e também refere que a dispneia piorou de forma progressiva, chegando a ortopneia e dispneia paroxística noturna há 3 meses, associadas a pré-síncope. Apresentou duas quedas, sugestivas de síncope.

EM uso de captopril 25 mg 3x/dia, espironolactona 25 mg, carvedilol 3,125 mg 2x/dia, enalapril 5mg 2x/dia, metformina 850 mg 2x/dia e furosemida 40 mg cedo, xarelto 15 mg 1x/dia e amiodarona 100 mg 1x/dia.

EXAME FÍSICO

Sinais vitais: FC= 50 bpm; PA = 100x60 mmHg.

Hipocorada +/4+, ritmo cardíaco regular em 2 tempos, sem sopros, bulhas normofonéticas.

Murmúrio vesicular audível universalmente, com estertores crepitantes bibasais.

Edema de membros inferiores +2 em 4+.

Solicitado eletrocardiograma (ECG), radiografia de tórax, *holter* e ecocardiograma.

Após o resultado desses, solicitado ressonância nuclear magnética (RNM) do coração com provocação farmacológica e, por fim, cineangiocoronariografia.

EXAME INICIAIS

ELETROCARDIOGRAMA (ECG)

ECG em ritmo sinusal, bloqueio atrioventricular de primeiro grau e bloqueio de ramo esquerdo (Figura 12.1). QRS 160 ms.

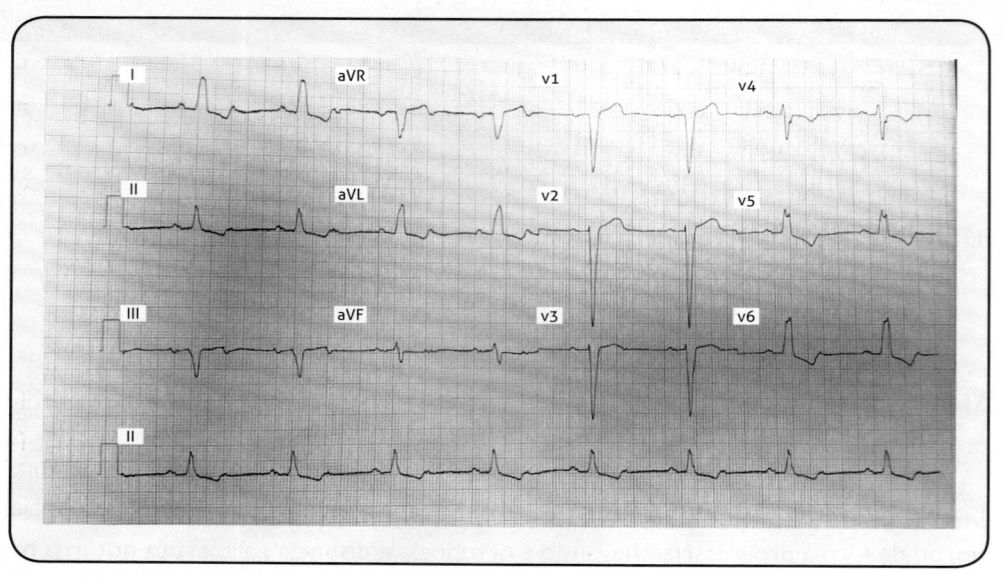

Figura 12.1. Eletrocardiograma.

RADIOGRAFIA DE TÓRAX

Radiografia de tórax com cardiomegalia, discreta congestão pulmonar (Figura 12.2).

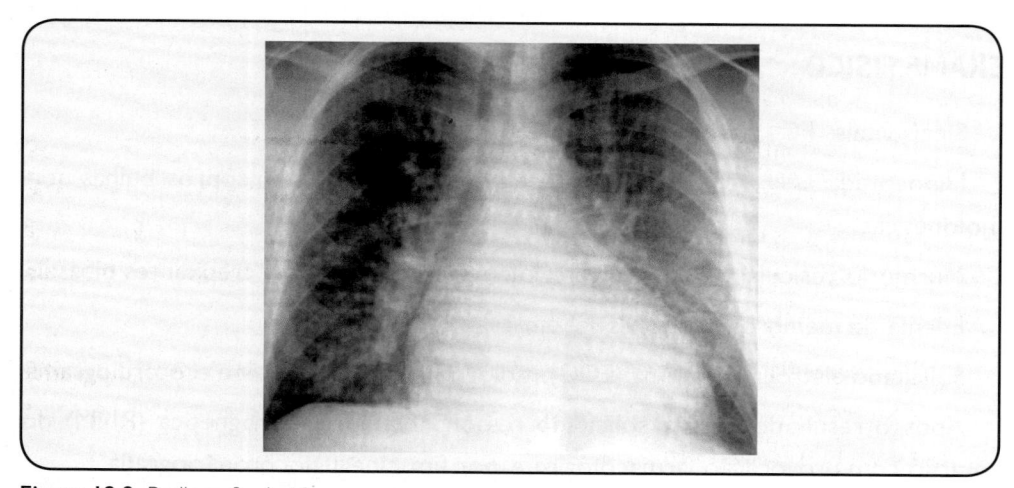

Figura 12.2. Radiografia de tórax.

ECOCARDIOGRAMA

Ecocardiograma transtorácico: FEVE 30%, septo/pp= 11 mm, VED 70 mm, VES 56 mm. PSAP 55 mmHg.

HOLTER 24H

Holter 24h: FC mínima 27 bpm, máxima de 120 bpm e média de 50 bpm. Os momentos de frequência máxima foram medidos durante fibrilação atrial paroxística. Apresentou 575 arritmias ventriculares e episódios de taquicardia ventricular não sustentada. Ao todo 1.710 pausas maiores que 2,5 segundos, a maior de 3,5 segundos às 9 horas da manha.

RESSONÂNCIA NUCLEAR MAGNÉTICA

Ressonância nuclear magnética (RNM) do coração com fibrose endomesocardica nos segmentos anterobasal, anterolateral e inferolateral médio-basal do ventrículo esquerdo.

CINEANGIOCORONARIOGRAFIA

Cineangiocoronariografia com oclusão de artéria descendente anterior no terço proximal.

HIPÓTESES DIAGNÓSTICAS

Hipóteses diagnósticas:

- miocardiopatia isquêmica: mais provável com ecocardiograma apresentando hipocinesia segmentar. O contrário não é verdadeiro: algumas miocardiopatias, como a chagásica, podem apresentar disfunção segmentar e aneurisma em ponta ou parede posterior. A cineangiocoronariografia define anatomia conoariana como causa mais provável;

- hipotireoidismo: não causa disfunção ventricular (ainda que pudesse causar o cansaço). Muito raramente causa bloqueios atrioventriculares ou distúrbios de condução intraventriculares;

- miocardiopatia chagásica: paciente sem epidemiologia positiva, apesar do diagnóstico ser sorológico. O padrão do ECG é incomum em cardiopatia chagásica. O padrão de pacientes com doença de chagas mais comum é bloqueio de ramo direito associado a divisional anterosuperior esquerdo, encontrado em até 70% dos casos em algumas séries, mas bem menos comum nas arritmias idiopáticas;

- miocardite: os relatos de miocardite em idosos são incomuns. A fibrose endo mesocárdica é mais comum em cardiopatia chagásica e isquêmica. O padrão mais comum às miocardites é mesocárdico ou epicárdico.

EVOLUÇÃO

Optado por implante de cardiodesfibrilador multissítio (com ressincronizador cardíaco).

DIAGNÓSTICO

Considerada miocardiopatia não isquêmica.

TRATAMENTO

Optou-se por implante de cardiodesfibrilador associado à ressincronizador cardíaco.

PRESCRIÇÃO TERAPÊUTICA E SEGUIMENTO

- Optou-se por aumento da dose de amiodarona para controle de paroxismos de fibrilação atrial. Aumento também de carvedilol até dose de 25 mg 2x/dia;

- Após 2 meses do implante o paciente evolui com melhora gradual dos sintomas de insuficiência cardíaca;

- No 6° mês apresentou discreta piora de classe funcional, onde foi realizado ajuste dos intervalos de ressincronização auxiliado por ecocardiografia;

- Paciente permanece em classe funcional II após 1 ano do implante. Paciente se mantém em estimulação atrial e ventricular em 98% do tempo, raros episódios de fibrilação atrial.

DISCUSSÃO

O caso traz muitas decisões difíceis, que só quem lida com o paciente diretamente poderia definir.

Uma consideração muito importante é que as decisões de implantar um dispositivo só devem ser feitas após otimização terapêutica. A dose de carvedilol a ser atingida deveria ser de 25 mg 2x/dia, posto que existe benefício indiscutível de betabloqueadores em morte total e morte súbita em pacientes com insuficiência cardíaca. Não existe benefício da associação de dois inibidores da ECA (captopril e enalapril). O uso de digoxina não é contraindicado, mas deveria ser acompanhado de dosagem de digoxinemia , tentando manter o valor abaixo de 1,2 ng/mL.

Entre elas:

- existe indicação de CDI até qual idade?;
- ressincronizadores: onde estamos?;
- existe benefício de ressincronização cardíaca em portadores de fibrilação atrial?.

IDADE

Não existe uma idade máxima para implante de CDI. As diretrizes todas sugerem expectativa de vida superior a 1 ano. Ainda que seja controverso em pacientes com disfunção ventricular grave e idosos, funciona na verdade com respeito à comorbidades. Um trabalho que revisou o seguimento de 8 anos dos pacientes do madit II mostrou que cinco critérios impactaram na eficácia da redução de mortalidade: ureia > 26 mg/dL, QRS > 120 ms, idade > 70, classe funcional NYHA > II e fibrilação atrial. Em pacientes com 2 critérios ou menos o CDI foi benéfico. Em portadores de três critérios ou mais a mortalidade em ambos os grupos foi tão elevada que não apresentou diferença significativa. Esse score não é parte da diretriz, mas ajuda a guiar a decisão em casos limítrofes. A indicação de CDI hoje é para fração de ejeção igual ou menor que 35% em isquêmicos. Em não isquêmicos , apesar das diretrizes também nos guiarem a esse caminho, temos evidências novas desde 2016. O estudo DANISH comparou implante de CDI ou não em dois grupos de miocardiopatas não isquêmicos. Ambos apresentavam a mesma taxa de ressincronização cardíaca. A presença ou não do desfibrilador não reduziu mortalidade em miocardiopatas não isquêmicos.

RESSINCRONIZADORES

As diretrizes para ressincronização cardíaca foram embasadas em estudos como o CARE e COMPANION. Após estes estudos seminais outros como o MADIT CRT fundamentaram o benefício em uma classe de pacientes: disfunção ventricular grave (FEVE < 35%), tratamento clínico otimizado, sintomas refratários ao tratamento (em especial classe funcional III ou IV) e QRS > 150 ms. Só que nos estudos que mostraram redução de eventos graves, como morte combinada a reinternação, uma análise cuidadosa demonstra que o benefício ficou restrito a portadores de bloqueio de ramo esquerdo. E quanto maior o QRS maior o benefício, geralmente iniciando em 160 a 170 ms. Pacientes com outros tipos de distúrbio de condução foram pouco representados e não tiveram diferença nos desfechos (quando observados isoladamente).

A estimulação cardíaca de ápice de VD tem efeitos deletérios na função ventricular e deve ser minimizada ao máximo. O mesmo não acontece com o ressincronizador cardíaco: isso significa que a função do batimento estimulado é melhor do que a do batimento espontâneo. Assim, em casos onde existe estimulação multissítio é sugerido manter a porcentagem de estimulação biventricular em pelo menos 95% do tempo. A melhora dos sintomas do ressincronizador é esperada entre 3 e 6 meses do implante.

RESSINCRONIZAÇÃO CARDÍACA EM PORTADORES DE FIBRILAÇÃO ATRIAL

Por muito tempo a ressincronização cardíaca era restrita aos pacientes com ritmo sinusal, pela dificuldade em manter captura biventricular (considerando irregularidade entre os batimentos) e pela perda da contração atrial. Nesse caso, o paciente apresentava fibrilação atrial paroxística e bradicardia sinusal, inclusive com pausa de 3,5 segundos em vigília. Estes sinais apontam para a possibilidade de doença do nó sinusal. Na doença do nó sinusal a bradicardia é secundária a incapacidade do nó sinusal gerar impulsos, assim, permitindo o surgimento de arritmias de suplência, como fibrilação atrial e taquicardia atrial.

O tratamento da doença do nó sinusal é a estimulação átrio ventricular. No caso desse paciente existe bradicardia sinusal associada a distúrbio da condução intraventricular (bloqueio de ramo esquerdo). Não é possível excluir que as síncopes sejam causadas por bloqueios atrioventriculares intermitentes ou por taquicardia ventricular (paciente já apresentava instabilidade ventricular). A estimulação atrial permite aumento de drogas antiarrítmicas e por si só tem papel estabilizador, reduzindo eventos de taquiarritmia supraventricular.

Em portadores de fibrilação atrial crônica o benefício da estimulação biventricular é mais discutível. As diretrizes sugerem que nestes casos o médico assistente deve assegurar de todas as formas o controle da condução atrioventricular para permitir que o máximo de batimentos ventriculares seja estimulado. As formas mais comuns são farmacológicas ou ablação do nó atrioventricular com cateter de radiofrequência.

LEITURA SUGERIDA

1. Fuganti CJ, Melo CS, Moraes Jr AV, et al. Diretrizes Relampa 2015;28(2 Supl):S1-S25.

2. Brignole M, Aurichio a, Bordachadas bg, et al2013 ESC Guidelines on cardiac pacing and cardiac resynchronizationtherapy , EuropeanHeart Journal (2013)34:2281–2329.

3. Pimenta J, Curimbaba J, Valente N, ABORDAGEM DAS ARRITMIAS NA DOENÇA DE CHAGAS CRÔNICA Revista da SOCESP 2016:Volume 26(04):253-261.

13 Fibrilação Atrial: Anticoagulação em Situações Difíceis

MÁRCIO JANSEN DE OLIVEIRA FIGUEIREDO • VIRGILIO RODRIGUES SILVA DE MORAES

INTRODUÇÃO

A fibrilação atrial se destaca como a arritmia cardíaca sustentada mais comum na prática clínica. Estima-se uma prevalência de 0,4% na população geral e sua incidência está diretamente relacionada com envelhecimento da população, chegando a cerca de 2% em indivíduos acima de 60 anos.

IDENTIFICAÇÃO

ATN, sexo masculino, 47 anos, representante comercial, casado, natural de Pontalinda – SP, procedente de Campinas – SP.

ANAMNESE

Diagnóstico de hipertensão arterial, antecedente de cirurgia de plastia mitral realizada há 24 anos e relato de 2 episódios de acidente isquêmico cerebral transitório. Estava em uso regular de atenolol, amiodarona, clortalidona, AAS e varfarina, este último de maneira irregular. Procurou atendimento ambulatorial por queixa de episódios de dispneia e palpitações taquicárdicas nos últimos 2 meses.

EXAME FÍSICO

Apresentava-se na avaliação inicial com PA = 120x80 mmHg e FC = 80 bpm. Ausculta cardiopulmonar sem alterações.

HIPÓTESE DIAGNÓSTICA

Solicitado exames laboratoriais com função renal preservada e RNI de 1,84; eco-*doppler*cardiograma com câmaras cardíacas de tamanho normal, função ventricular preservada e insuficiência mitral leve; *holter* com ritmo predominantemente sinusal, com episódios de fibrilação atrial paroxísticos e frequência cardíaca média de 89 bpm, máxima de 162 bpm e mínima de 58 bpm.

Assim, a hipótese diagnóstica levantada foi de fibrilação atrial paroxística, sendo indicada a anticoagulação oral com varfarina.

DIAGNÓSTICO

Após alguns meses de uso regular da varfarina com controle adequado de RNI, o paciente retorna com indicação de extração dentária e, portanto, solicitava orientação em ralação a terapia de anticoagulação. Considerando ser procedimento com baixo risco de sangramento e passível de hemostasia adequada, foi orientado realizar o procedimento sem interrupção do medicamento.

Durante o acompanhamento, o paciente recebeu o diagnóstico de diabetes melito tipo 2, dislipidemia e evoluiu para ritmo de fibrilação atrial persistente.

TRATAMENTO

Após 3 anos de seguimento, paciente retorna com uso regular da medicação prescrita, controle adequado de RNI, frequência cardíaca e comorbidades associadas. Apresentava, nesta ocasião, queixa de dor precordial em pontada associada a parestesia de membro superior esquerdo, desencadeada por esforço físico. Realizada angiotomografia coronária evidenciando lesões significativas em artéria coronária descendente anterior, coronária direita e ramo marginal. Assim, optado pela realização de cinecoronarioangiografia diagnóstica, confirmando lesão obstrutiva estimada em 80% de coronária descendente anterior e 90% em primeiro ramo marginal, sendo submetido à angioplastia com *stent* farmacológico de ambas lesões. Em relação à associação ao uso concomitante dos antiagregantes plaquetários e da varfarina, optou-se pela associação de AAS, clopidogrel e varfarina por 1 mês. Após, o tratamento foi composto por clopidogrel e varfarina até completar 1 ano da angioplastia, quando então, manteve-se AAS e varfarina.

DISCUSSÃO

A fibrilação atrial é muito frequente na prática clínica diária nas suas variadas formas de apresentação. É a forma mais comum de arritmia sustentada, afetando milhões de pessoas em todo o mundo.

A diversidade de aspectos a serem abordados é muito grande. Como a arritmia normalmente está relacionada a fatores fisiológicos ou anatômicos irreversíveis, o seu caráter usualmente é crônico. E, como em várias doenças crônicas, a arritmia raramente é causa direta de morte. Na maioria das vezes as suas complicações são mais temidas do que o próprio distúrbio do ritmo. Dado que complicações como o acidente vascular cerebral (AVC) são muito frequentes, algumas das mais importantes sociedades de cardiologia publicaram diretrizes sobre o tema. Com o desenvolvimento dos novos anticoagulantes orais houve a necessidade de definições clínicas modernas em pouco tempo, dada a avidez dos clínicos para o uso cotidiano desses fármacos para substituir a varfarina em várias situações. Nesses trabalhos foi possível apreciar a sistematização das condutas em diferentes aspectos da arritmia, e seus gráficos e tabelas com disposição agradável, além de seu texto conciso e claro, facilitaram sua assimilação no meio médico, tornando rapidamente o texto uma referência de grande importância em todo o mundo.

Mas, ainda assim, as diretrizes não são capazes de abordar todos os temas relacionados à arritmia ou à anticoagulação, uma vez que cada paciente é único, e há situações especiais que testam a habilidade do médico. Nos grandes estudos clínicos não é possível o isolamento de todas as muitas variáveis que ocorrem diariamente em cada paciente específico. Daí a importância de discutir casos clínicos, para compartilhar as experiências buscando tratamentos mais adequados em diferentes situações.

Com relação à definição de fibrilação atrial de origem valvar, por exemplo, é de grande importância, uma vez que em algumas situações os novos anticoagulantes são contraindicados. Esse assunto é dificultado uma vez que os estudos clínicos adotaram diferentes definições nos seus critérios de inclusão ou exclusão. Em relação a esse aspecto, as diretrizes norte-americanas foram pioneiras em classificar como origem valvar aquelas arritmias que ocorrem na estenose mitral reumática, válvulas cardíacas artificiais (mecânicas ou biológicas), mas incluindo o reparo cirúrgico da válvula mitral, definição aceita também pela Sociedade Brasileira de Cardiologia. No entanto, a diretriz europeia mais recente aparentemente restringiu a definição apenas para a estenose mitral reumática e a presença de prótese mecânica, sendo essa aparentemente a tendência mais atual.

Outro aspecto de relevância é a necessidade de interrupção do anticoagulante para a realização de procedimentos com risco de sangramento. Nesse aspecto, pontos relevantes devem ser ressaltados. Em cada caso há que se pesar o risco de hemorragia com o risco de eventos embólicos, passando pela possibilidade de adequada hemostasia. A Sociedade Europeia de Cardiologia saiu na frente, classificando procedimentos eletivos de acordo com o risco de sangramento. No entanto, o assunto ainda é muito debatido, tanto que as próprias diretrizes europeias mais recentes recomendam que o assunto seja avaliado por uma equipe multidisciplinar. Assim, cada caso deve ser avaliado com base no risco individual do paciente (tanto de hemorragia como de eventos embólicos), do procedimento (com facilidade ou não de adequada hemostasia), e da equipe envolvida no procedimento.

Finalmente, outro tema relevante é o uso de terapia antiplaquetária concomitante com a anticoagulação, principalmente nos pacientes no contexto de síndrome coronária e uso de *stents*. Por um lado, há a necessidade do uso de antiagregantes, isolados ou em associação, para a prevenção de eventos trombóticos coronários. Por outro, o risco de eventos embólicos na fibrilação atrial e o uso de anticoagulantes para evitá-los. E, permeando essa situação, está o risco de hemorragia, que aumenta substancialmente com o uso concomitante dessas medicações. Com relação a essas situações, estamos aprendendo com a prática, esperando por estudos clínicos que forneçam dados consistentes. Uma abordagem baseada em bom senso foi desenhada inicialmente por Heidbuchel e cols. Mais recentemente, a diretriz europeia atualizou os dados relacionados ao tema e propôs uma abordagem prática, levando em conta vários parâmetros (risco de embolia, de sangramento e contexto clínico do quadro isquêmico, agudo ou crônico). Mas, novamente, as condutas são tomadas, na prática, com base na experiência clínica, a opinião dos profissionais envolvidos e do próprio paciente. Em breve, seguramente haverá indicações mais precisas com relação a esse aspecto tão relevante.

Concluindo, o conhecimento dos diferentes aspectos da fibrilação atrial vem crescendo vertiginosamente nos últimos anos. Aspectos relevantes e práticos com relação à anticoagulação estão presentes no dia a dia do médico. Embora haja diretrizes disponíveis, muitas vezes as decisões clínicas são baseadas na experiência de cada um, embora uma abordagem multiprofissional possa ser empregada em cada caso específico. Daí a importância de discutir casos clínicos, para que a troca de experiências seja mais um fator para a escolha das melhores terapias para os nossos pacientes.

LEITURA SUGERIDA

1. Chugh SS, Havmoeller R, Narayanan K, Singh D, Rienstra M, Benjamin EJ, et al. Worldwide Epidemiology of Atrial Fibrillation: A Global Burden of Disease 2010 Study. Circulation [Internet]. 2014 Feb 25;129(8):837–47. Available from: http://circ.ahajournals.org/cgi/doi/10.1161/CIRCULATIONAHA.113.005119.

2. Heidbuchel H, Verhamme P, Alings M, Antz M, Hacke W, Oldgren J, et al. European Heart Rhythm Association Practical Guide on the use of new oral anticoagulants in patients with non-valvular atrial fibrillation. Europace. 2013;625–51.

3. January CT, Wann LS, Alpert JS, Calkins H, Cleveland JC, Cigarroa JE, et al. 2014 AHA/ACC/HRS Guideline for the Management of Patients With Atrial Fibrillation: A Report of the American College of Cardiology/American Heart Association Task Force on Practice Guidelines and the Heart Rhythm Society. J Am Coll Cardiol [Internet]. Elsevier Ltd; 2014 Mar 28 [cited 2014 Jun 24]. Available from: http://dx.doi.org/10.1016/j.jacc.2014.03.022.

4. Kirchhof P, Benussi S, Kotecha D, Ahlsson A, Atar D, Casadei B, et al. 2016 ESC Guidelines for the management of atrial fibrillation developed in collaboration with EACTS. Europace [Internet]. 2016 Nov;18(11):1609–78. Available from: http://www.ncbi.nlm.nih.gov/pubmed/28009037.

5. Magalhães L, Figueiredo M, Cintra F, Saad E, Kuniyishi R, Teixeira R, et al. II Diretrizes Brasileiras de Fibrilação Atrial. Arq Bras Cardiol. 2016;106(4).

6. Wilke T, Groth A, Mueller S, Pfannkuche M, Verheyen F, Linder R, Maywald U, Bauersachs R, Breithardt G. Incidence and prevalence of atrial fibrillation: an analysis based on 8.3 million patients. Europace. 2013;15(4):486- 93. doi:10.1093/europace/eus333.

14 Edema Agudo de Pulmão na Sala de Emergência

GILMAR VALDIR GREQUE • RAPHAEL GONÇALVES DE OLIVEIRA • PAULO HENRIQUE MAIA VILELA

INTRODUÇÃO

Cardiomiopatia hipertrófica (CMH) é a doença cardíaca mais comum de origem genética. As vezes não é diagnosticada, por causar poucos sintomas. Como a insuficiência cardíaca diastólica se faz com frequência nestes pacientes, a reposição volêmica em excesso pode levar a um quadro de edema agudo pulmão (EAP).

IDENTIFICAÇÃO

DB, 31 anos, feminina, branca, solteira, natural e procedente de José Bonifácio – SP.

ANAMNESE

Sem comorbidades, apresentou, em repouso, episódio súbito de escurecimento visual simultâneo a dor torácica retroesternal, tipo queimação, de forte intensidade, sem irradiação, associada à dispneia e sudorese fria. Seguida de perda da consciência (8 minutos). Admitida bradicárdica (FC = 45 bpm) e hipotensa (PA = 60x40 mmHg), feita reposição volêmica 1,5l de SF 0,9% e encaminhada para hospital terciário.

EXAME FÍSICO

Franca dispneia, com estertores crepitantes até ápices pulmonares com SaO_2 80%; FC = 100 bpm; PA = 110x80 mmHg.

EXAMES INICIAIS

RADIOGRAFIA DE TÓRAX

Radiografia de tórax (Figura 14.1) evidenciou congestão pulmonar.

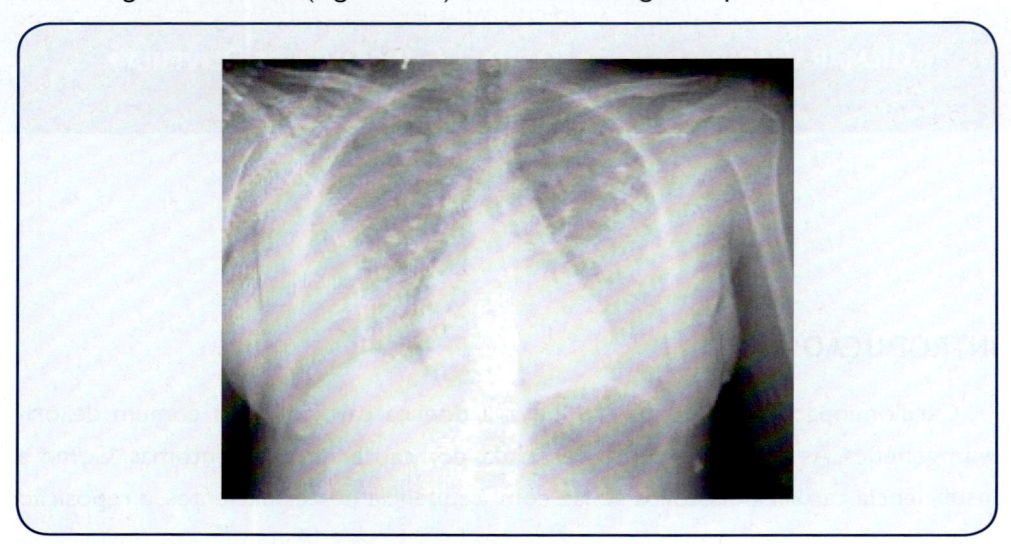

Figura 14.1. Radiografia de tórax.

ELETROCARDIOGRAMA (ECG)

Eletrocardiograma (Figura 14.2) sem supradesnivelamento do segmento ST.

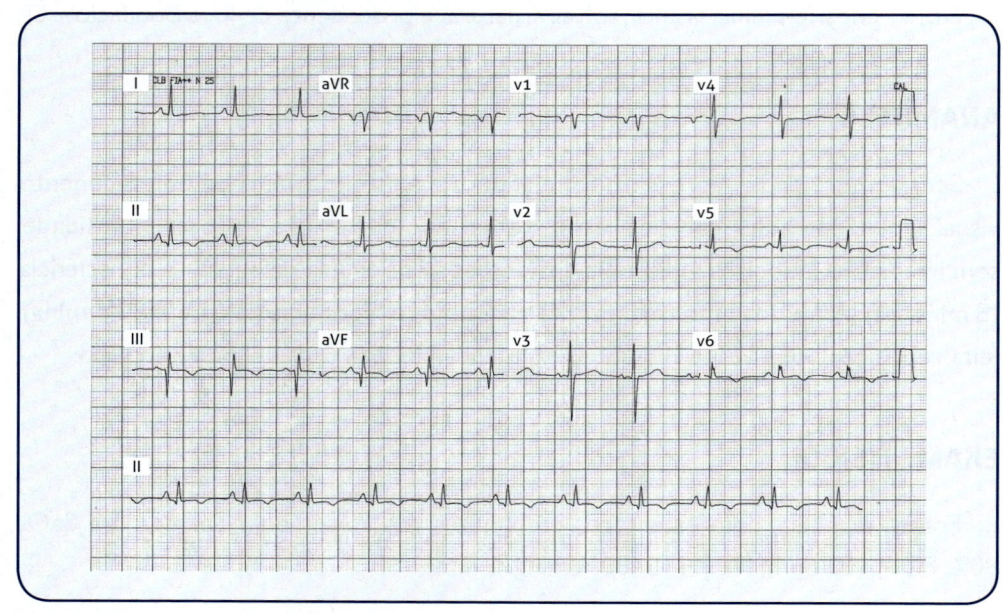

Figura 14.2. Eletrocardiograma.

TRATAMENTO E EVOLUÇÃO

Realizado tratamento para EAP com ventilação não invasiva, diureticoterapia endovenosa, vasodilatadores e morfina, com melhora importante do quadro clínico. Ecocardiograma: hipertrofia septal assimétrica, septo = 18 e pp = 8,5), disfunção diastólica grau III. Achados confirmados em ressonância nuclear (RNM) magnética cardíaca (Figura 14.3), que também evidenciou, presença de extensas áreas de fibrose miocárdica (46 g). A cineangiocoronariografia não evidenciou coronariopatia.

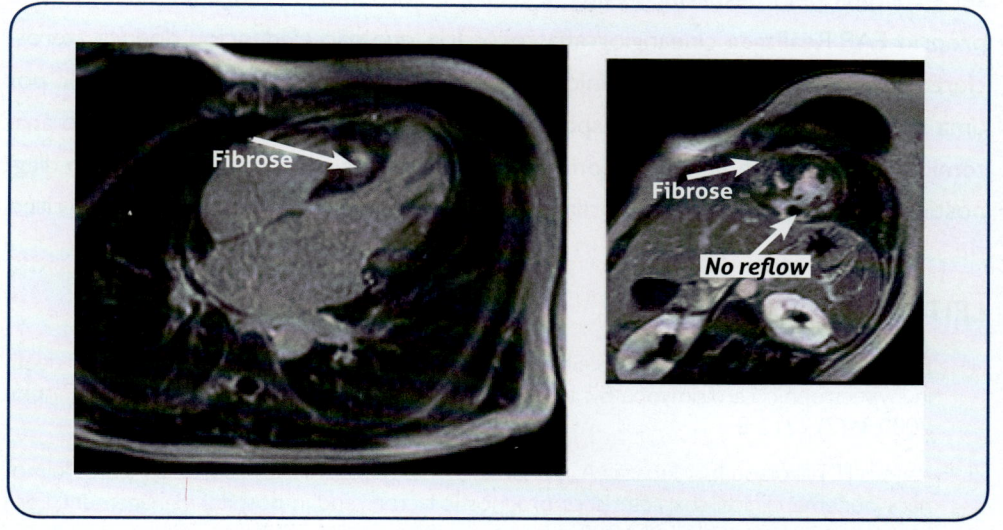

Figura 14.1. Ressonância nuclear magnética cardíaca.

DISCUSSÃO

A incidência EAP na sala de emergência varia de 8 a 16% e pode ser dividido em cardiogênico e não cardiogênico. Obstrução ao trato de saída do ventrículo esquerdo e o *deficit* de relaxamento comum na CMH contribuem para a gênese do quadro.

O diagnóstico se baseia no quadro clínico e exame físico. A etiologia torna se imperativa para um tratamento específico e os exames complementares às vezes são importantes. A diureticoterapia endovenosa (Furosemida 1 mg/kg EV em bólus) remove o excesso de fluidos, melhorando a oxigenação. Os vasodilatadores contribuem para a redução das pressões de enchimento e a diminuição da pós-carga do ventrículo esquerdo. A paciente respondeu muito bem a diurético venoso e ventilação não invasiva, confirmando a hipótese de excesso de volume.

Trabalhos recentes sugerem que a fibrose miocárdica pode se constituir em um importante substrato para as arritmias ventriculares, responsáveis pela morte súbita na CMH. Tornando uma ferramenta útil para estratificação de risco.

Paciente após apresentar dor precordial e síncope, dá entrada na emergência hipotensa e bradicardica. Com a reposição volêmica evoluiu com EAP, explicado pela insuficiência cardíaca diastólica da CMH. Para explicar o quadro clínico inicial levantou-se a hipótese de infarto agudo do miocárdio (IAM) sem supradesnivelamento ST(IAMSST). A troponina elevada (100/272, valor referência = 14), também poderia ser explicada pelo desbalanço entre a oferta e consumo de oxigênio, causado pelo próprio EAP. Realizada cineangiografia coronária, que não evidenciou doença aterosclerótica ou embolo. O quadro clínico inicial, também poderia ter sido provocado por uma taquiarritmia de resolução espontânea. Uma vez que apresentava substrato anatômico, grande massa fibrótica. Como não conseguiu-se comprovação exata do diagnóstico inicial, implantamos desfibrilador cardíaco, devido à estratificação de alto risco.

LEITURA SUGERIDA

1. Elliott PM, Poloniecki J, Dickie S, Sharma S, Monserrat L, Varnava A, et al. Sudden death in hypertrophic cardiomyopathy: identification of high risk patients. J Am Coll Cardiol. 2000;36(7):2212-8.

2. Parissis JT, Nikolaou M, Mebazaa A, Ikonomidis I, Delgado J, Vilas-Boas F, et al. Acute Pulmonary oedema: clinical characteristics, prognostic factors, and in-hospital management: Eur J Heart Fail. 2010; 12(11):1193-202.

3. RO Bonow, DL Mann, DP Zipes, P Libby. Braunwald's Heart Disease: A Textbook of Cardiovascular Medicine. 9th edition. Philadelphia: Elsevier Science, 2011.

4. Ware LB, Matthay MA. Clinical practice. Acute pulmonary edema. N Engl J Med 2005; 353:2788.

5. Weintraub NL, Collins SP, Pang PS, et al. Acute heart failure syndromes: emergency department presentation, treatment, and disposition: current approaches and future aims: a scientific statement from the American Heart Association. Circulation 2010;122:1975.

15 Doença Coronariana Multiarterial

Luiz Antônio Machado César • Nilson Tavares Poppi

INTRODUÇÃO

A despeito da redução da taxa de mortalidade por doença isquêmica do coração, esta continua a ser a principal causa de óbito no mundo. A abordagem dos pacientes com doença arterial coronária (DAC) é particularmente desafiadora porque envolve o conhecimento da interação entre manifestações clínicas diversas, comprometimento funcional variável, comorbidades e características da anatomia coronariana, para a tomada de decisões terapêuticas. Tais variáveis possuem implicações prognósticas distintas e, consequentemente, norteiam estratégias de avaliação e tratamento individualizadas para os pacientes. Entre os indicadores prognósticos, o padrão de acometimento coronário multiarterial frequentemente está associado à limitação funcional mais significativa, pior qualidade de vida e prognóstico.

IDENTIFICAÇÃO

MS, 47 anos, masculino, branco, casado, assistente administrativo, natural e procedente de São Paulo – SP.

ANAMNESE

Paciente diabético há 13 anos, sem controle glicêmico adequado, iniciou terapia de substituição renal por hemodiálise há um ano, após quadro de uremia. Em avaliação para transplante renal, realizou cintilografia de perfusão miocárdica e foi encaminhado para avaliação cardiológica. Nega sintomas cardiovasculares.

Ao se avaliar um paciente quanto à probabilidade pré-teste de doença arterial coronária, a caracterização detalhada dos sintomas é imprescindível. De acordo com a tabela de Diamond/Forrester, esse paciente poderia ter uma probabilidade pré--teste entre 25 e 69% (risco intermediário), no caso de apresentar dor torácica não anginosa ou angina típica, respectivamente. A despeito dessa estratificação diagnóstica convencional, devemos atentar para a presença de comorbidades relevantes (diabetes melito e insuficiência renal crônica) que frequentemente estão associadas à doença arterial coronária com manifestações clínicas atípicas, equivalentes isquêmicos (dispneia ou tontura) ou isquemia silenciosa, o que torna desafiadora a avaliação cardiológica pré-operatória no transplante renal, motivo principal dessa consulta.

Uso contínuo: de AAS 100 mg 1x/dia; atorvastatina 20 mg 1x/dia; atenolol 50 mg 1x/dia; anlodipina 5 mg 1x/dia; omeprazol 20 mg 1x/dia; renagel 800 mg de 12/12 horas; insulina Lantus® 22 unidades 1x/dia.

ANTECEDENTES PESSOAIS

Diabetes melito há 13 anos com retinopatia e nefropatia. Insuficiência renal crônica estágio V, em hemodiálise há um ano. Colecistectomia prévia.

Nega tabagismo ou etilismo.

ANTECEDENTES FAMILIARES

Nega história familiar de doença cardiovascular ou renal.

EXAME FÍSICO

Bom estado geral. Peso = 89 kg; altura = 1,70 m; IMC = 31. PA = 120x70 mmHg; FC = 60 bpm.

Presença de fístula arteriovenosa em membro superior esquerdo.

Sem outras alterações.

EXAMES LABORATORIAIS

Glicemia de jejum = 89 mg/dL	Hemoglobina = 12,5 g/dL	Colesterol total = 113 mg/dL
Ureia = 92 mg/L	Hematócrito = 37%	HDL-c = 28 mg/dL
Creatinina = 9,65 mg/L	Triglicérides = 80 mg/dL	LDL-c = 69 mg/dL
Hemoglobina glicada = 5,7%		

EXAMES COMPLEMENTARES

ELETROCARDIOGRAMA (ECG)

Sem alterações.

RADIOGRAFIA DE TÓRAX

Sem alterações.

CINTILOGRAFIA DE PERFUSÃO MIOCÁRDICA COM DIPIRIDAMOL

Discreta hipocaptação transitória de segmento lateral basal (<5%) com fração de ejeção do ventrículo esquerdo (FEVE) de 59%.

HIPÓTESES DIAGNÓSTICAS

- Sindrômica: insuficiência coronária crônica estável;
- Anatômica: doença arterial coronária crônica;
- Etiológica: aterosclerose coronariana.

A II Diretriz Brasileira de Avaliação Perioperatória da Sociedade Brasileira de Cardiologia postula que os parâmetros clínicos mais fortemente associados à doença isquêmica pós-transplante renal são: idade > 50 anos, diabetes melito e evidência prévia de doença cardiovascular. Nesse caso temos a presença apenas de diabetes melito. A mesma Diretriz recomenda para a estratificação de risco da presença de DAC em pacientes renais crônicos, assintomáticos do ponto de vista cardiovascular, em avaliação para transplante renal, estratificação não invasiva quando houver apenas um dos parâmetros clínicos acima mencionados. Se positiva, prosseguir na investigação com coronariografia e, se negativa, proceder ao transplante renal (grau de recomendação IIa, nível de evidência C). Portanto, nesse caso, optou-se por solicitar uma coronariografia, a despeito de uma carga isquêmica baixa. Ademais, vale ressaltar as limitações dos testes não invasivos em pacientes com doença renal crônica. Frequentemente, o teste ergométrico não é interpretável devido à presença de sobrecarga ventricular esquerda; a cintilografia de perfusão miocárdica demonstrou ter baixa sensibilidade diagnóstica nesta população; a ressônancia nuclear magnética não pode ser usada pelo risco do uso do gadolíneo nestes pacientes (fibrose negrogênica sistêmica) e a angiotomografia coronária, além da exposição à nefrotoxicidade por contraste, tem baixa especificidade devido à elevada concentração de cálcio nas coronárias destes pacientes.

CORONARIOGRAFIA

Artéria coronária direita (CD): lesão única de 50%, no 1/3 proximal; artéria descendente posterior: lesão única de 50%, no 1/3 médio; artéria ventricular posterior direita: lesão única de 60%, no 1/3 médio; artéria descendente anterior (DA): lesão única de 50%, no 1/3 médio; artéria 1a.

Diagonal (Dg1): lesão única de 70%, no 1/3 proximal; artéria circunflexa (Cx): irregularidades; artéria 1a.

Marginal esquerda (MgE1): lesão única de 80%, no 1/3 médio (Figura 15.1).

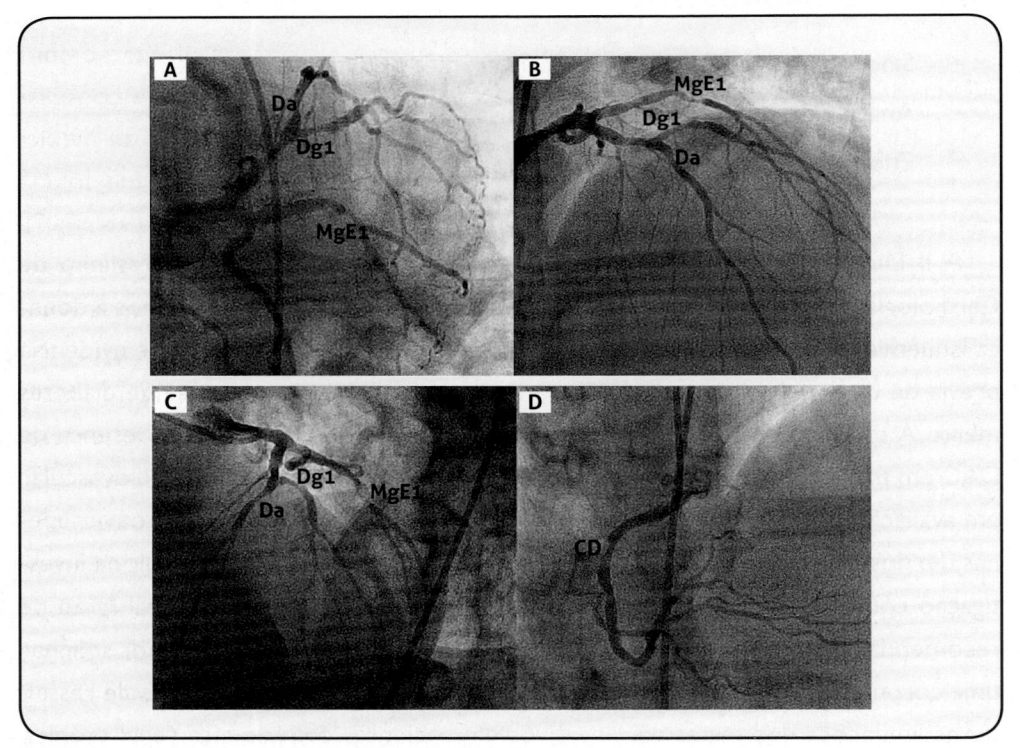

Da: Ramo descendente anterior; Dg1: primeiro ramo diagonal; MgE1: primeiro ramo marginal esquerdo; CD: coronária direita.
Figura 15.1. A) Coronária esquerda em oblíqua anterior direita (OAD) caudal; B) coronária esquerda em OAD cranial; C) coronária esquerda em oblíqua anterior esquerda; e D) Coronária direita em OAD.

A coronariografia revelou padrão de DAC multiarterial. O cardiologista clínico, ao examinar as imagens, considerou que as lesões em DA e CD, moderadas pelo laudo, poderiam ter sido subestimadas. O grau de comprometimento hemodinâmico de tais lesões é fundamental para decidir quanto à melhor estratégia de revascularização (percutânea ou cirúrgica) e possui implicação prognóstica. Ao considerar pacientes assintomáticos, com disfunção renal avançada, diabetes melito e tais características anatômicas, deve-se reconhecer o desafio clínico e estabelecer as estratégias para a melhor abordagem clínica destes pacientes. As diretrizes para o manejo de doença coronária estável recomendam uma abordagem multidisciplinar que envolva a avaliação de um cardiologista intervencionista e um cirurgião cardíaco, conhecida como *Heart Team*, além do cálculo de escores de risco cirúrgico e do escore SYNTAX, que avalia a extensão e complexidade das lesões coronárias (Cesar, 2014, Guideline for stable coronary artery disease).

AVALIAÇÃO DO *HEART TEAM* E DEFINIÇÃO DO TRATAMENTO

O cirurgião e o hemodinamicista consideraram factível a revascularização completa tanto por cirurgia como por angioplastia. No entanto, não houve consenso da equipe quanto ao grau de estenose das lesões de CD e DA, cabendo ao médico assistente do paciente (cardiologista clínico) a decisão. O SYNTAX escore foi calculado em 21 pontos (baixo) e o risco cirúrgico foi calculado como baixo (1,07% pelo STS escore e 1,34% pelo EuroSCORE II). De acordo com as últimas diretrizes, pacientes com este perfil poderiam ser revascularizados tanto com cirurgia como com intervenção coronária percutânea com implante de stents farmacológicos. No entanto, diante da dificuldade em estabelecer o grau de comprometimento funcional das lesões em CD e DA, e da permanência da dúvida após discussão do caso em reunião do *Heart Team*, optou-se por uma avaliação por meio de técnicas diagnósticas intracoronárias, com o uso da reserva de fluxo fracionada (FFR) nas lesões consideradas duvidosas (Figura 15.2). As lesões em CD e DA foram consideradas não significantes (FFR > 0,80) e a lesão no ramo diagonal foi considerada significante (FFR < 0,80) do ponto de vista hemodinâmico. Foi realizada angioplastia com o implante de dois *stents* farmacológicos (Dg1 e MgE1) com o auxílio do ultrassom intracoronário, com boa evolução após o procedimento. Foi mantida dupla antiagregação plaquetária com AAS e clopidogrel.

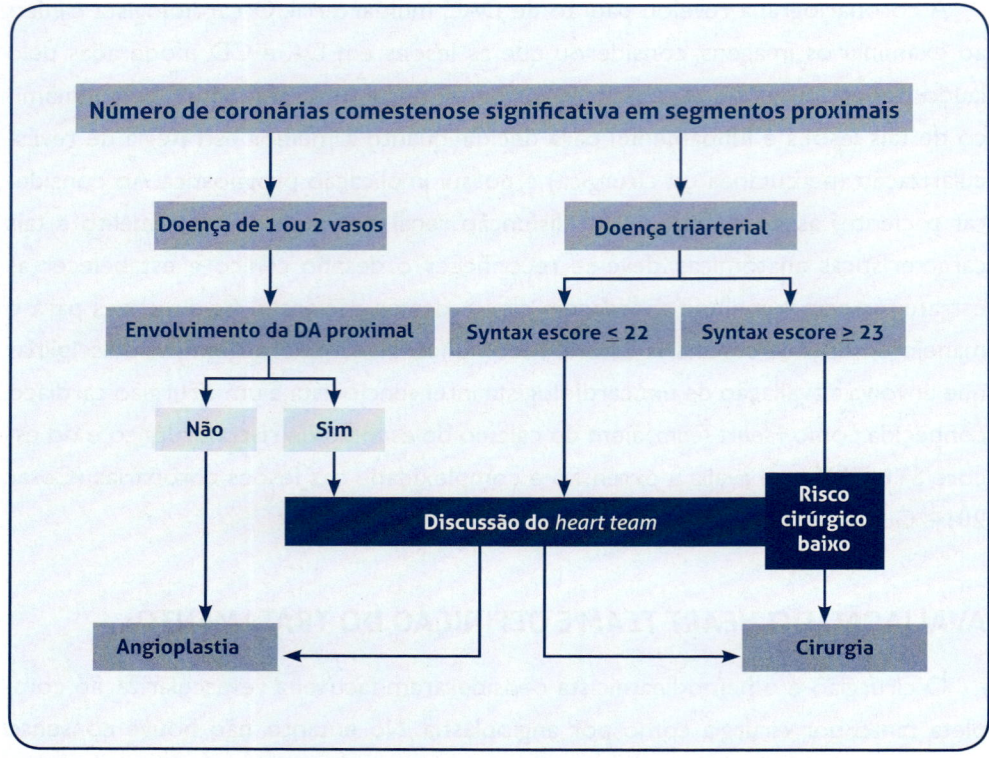

Figura 15.2. Estenose > 50% e comprovação de isquemia, estenose > 90% em duas projeções angiográficas ou reserva de fluxo fracionada < 0,80.

Adaptado de: Orientações da ESC/EACTS sobre revascularização miocárdica de 2010.

EVOLUÇÃO

Após a angioplastia o paciente apresentou hematúria discreta por 2 semanas, com melhora completa após este período. Apesar de inicialmente referir ser assintomático, notou melhora na capacidade física para dar 3 voltas no quarteirão e deixou de apresentar hipotensão durante as sessões de hemodiálise. Nas consultas subsequentes permaneceu sem sintomas para realizar esforços habituais. Na última avaliação ambulatorial, 9 meses após a angioplastia, não foi detectada isquemia miocárdica em exame de cintilografia de perfusão miocárdica com *stress* farmacológico, com FEVE de 70% (Figura 15.3). O paciente foi classificado com risco intermediário para a ocorrência de eventos cardiovasculares perioperatórios e a avaliação cardiológica pré-operatória foi encaminhada para a equipe de transplante renal com as recomendações específicas.

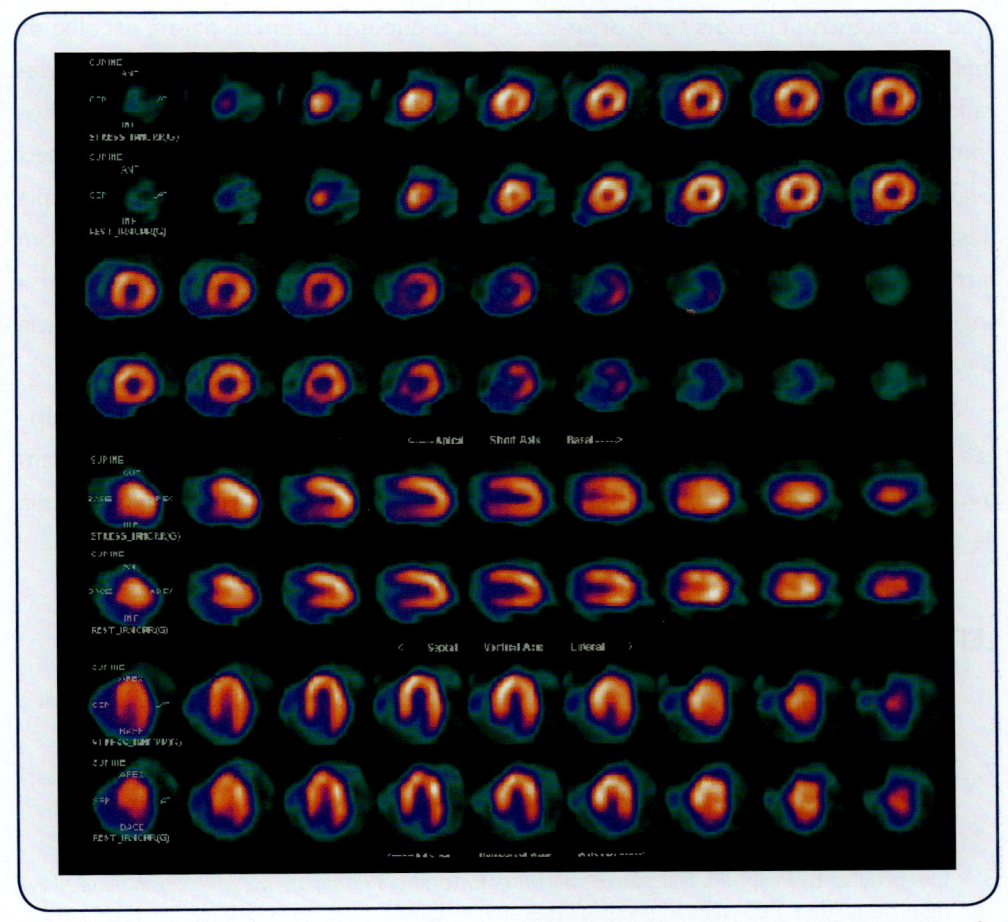

Figura 15.3. Cintilografia de perfusão miocárdica com adenosina (estresse e repouso): estudo de perfusão miocárdica/função ventricular sem alterações significativas.

DISCUSSÃO

Esse caso ilustra a influência da disfunção renal na abordagem da DAC multiarterial, no contexto da avaliação perioperatória para transplante renal. Diante da escassez de ensaios clínicos randomizados neste cenário, as estratégias de tratamento atuais para estes pacientes são baseadas em análises retrospectivas e dados de grandes registros, os quais sugerem superioridade da cirurgia de revascularização miocárdica sobre a angioplastia. Como preconizado pelas diretrizes de doença coronária estável, a participação do *Heart Team* em casos de maior complexidade é recomendável e contribui para melhor avaliação e, possivelmente, desfecho para o paciente. No entanto, há situações em que dúvidas persistem e o consenso não é alcançado, mesmo após a avaliação multidisciplinar, como ocorreu nesse caso quanto à definição do grau de estenose em dois territórios arteriais, o que era essencial para a escolha da melhor intervenção terapêutica. A reserva de fluxo fracionada é atualmente considerada o padrão-ouro para a avaliação da significância fisiológica de uma estenose coronária e uma ferramenta útil para a definição de conduta quanto à revascularização. Evidências apontadas pelo estudo FAME-2 indicaram que os pacientes sem isquemia (lesões coronárias com FFR>0,80) apresentavam excelente prognóstico apenas com o tratamento clínico medicamentoso otimizado. Nos pacientes multiarteriais, guiar a angioplastia com o uso da FFR recebeu grau de recomendação IIa, nível de evidência B na última diretriz europeia de revascularização miocárdica.

Conclui-se que na abordagem de casos complexos de DAC multiarterial, a avaliação do *Heart Team* e o uso de técnicas diagnósticas intracoronárias complementam o julgamento clínico e auxiliam na tomada de decisão quanto a melhor estratégia de tratamento.

LEITURA SUGERIDA

1. Cesar LA, Ferreira JF, Armaganijan D, Gowdak LH, Mansur AP, Bodanese LC, et al. Guideline for stable coronary artery disease. Arq Bras Cardiol. 2014;103(2 Suppl 2):1-56.

2. Chang TI, Shilane D, Kazi DS, Montez-Rath ME, Hlatky MA, Winkelmayer WC. Multivessel coronary artery bypass grafting versus percutaneous coronary intervention in ESRD. J Am Soc Nephrol. 2012;23(12):2042-9.

3. De Bruyne B, Pijls NH, Kalesan B, Barbato E, Tonino PA, Piroth Z, et al. Fractional flow reserve-guided PCI versus medical therapy in stable coronary disease. N Engl J Med. 2012;367(11):991-1001.

4. De Vriese AS, Vandecasteele SJ, Van den Bergh B, De Geeter FW. Should we screen for coronary artery disease in asymptomatic chronic dialysis patients? Kidney Int. 2012;81(2):143-51.

5. Gualandro DM, Yu PC, Calderaro D, Marques AC, Pinho C, Caramelli B, et al. II Guidelines for perioperative evaluation of the Brazilian Society of Cardiology. Arq Bras Cardiol. 2011;96(3 Suppl 1):1-68.

6. Montalescot G, Sechtem U, Achenbach S, Andreotti F, Arden C, Budaj A, et al. 2013 ESC guidelines on the management of stable coronary artery disease: the Task Force on the management of stable coronary artery disease of the European Society of Cardiology. Eur Heart J. 2013;34(38):2949-3003.

7. Moran AE, Forouzanfar MH, Roth GA, Mensah GA, Ezzati M, Murray CJ, et al. Temporal trends in ischemic heart disease mortality in 21 world regions, 1980 to 2010: the Global Burden of Disease 2010 study. Circulation. 2014;129(14):1483-92.

8. Windecker S, Kolh P, Alfonso F, Collet JP, Cremer J, Falk V, et al. [2014 ESC/EACTS Guidelines on myocardial revascularization]. Kardiol Pol. 2014;72(12):1253-379.

16 Mialgia e Dor Torácia

Marcelo Garcia Leal • Julia Garcia Leal Elias

INTRODUÇÃO

Miopericardite consiste no envolvimento inflamatório do miocárdio e do pericárdio, podendo ser decorrente de causas infecciosas ou não infecciosas. As manifestações clínicas são muito variáveis, podendo se manifestar de forma subclínica ou mesmo fulminante, o que dificulta a avaliação de sua verdadeira incidência. O ecocardiograma é frequentemente indicado como um dos exames iniciais, com achados muitas vezes inespecíficos, abrangendo desde um exame normal até uma deterioração severa da função ventricular.

IDENTIFICAÇÃO

Paciente do sexo feminino, 45 anos.

ANAMNESE

Sem comorbidades prévias, procurou o pronto-socorro com quadro de mialgia, mal-estar e dor torácica atípica iniciada 2 dias antes da admissão. Referia picada de carrapato em viagem rural há 20 dias. Negava febre ou lesões cutâneas. Não fazia uso de medicações de rotina.

EXAME FÍSICO

O exame físico inicial constatou paciente em bom estado geral, afebril, corada, hidratada e acianótica.

Ausculta cardíaca com ritmo cardíaco regular em 2 tempos, FC = 100 bpm.

Ausência de congestão pulmonar ou sistêmica.

EXAMES LABORATORIAIS

Hemoglobina = 12,6 g/dL	Plaquetas = 259.000/mm³	Leucócitos = 12.860 (segmentados 66%; linfócito 27%; monócitos 6%)
CPK = 399	TGO = 53 U/L	TGP = 62 U/L
Troponina = 0,11 µg/mL		

EXAMES COMPLEMENTARES

ELETROCARDIOGRAMA (ECG)

O eletrocardiograma de repouso (Figura 16.1) mostrou ritmo sinusal, baixa voltagem e alteração difusa da repolarização ventricular.

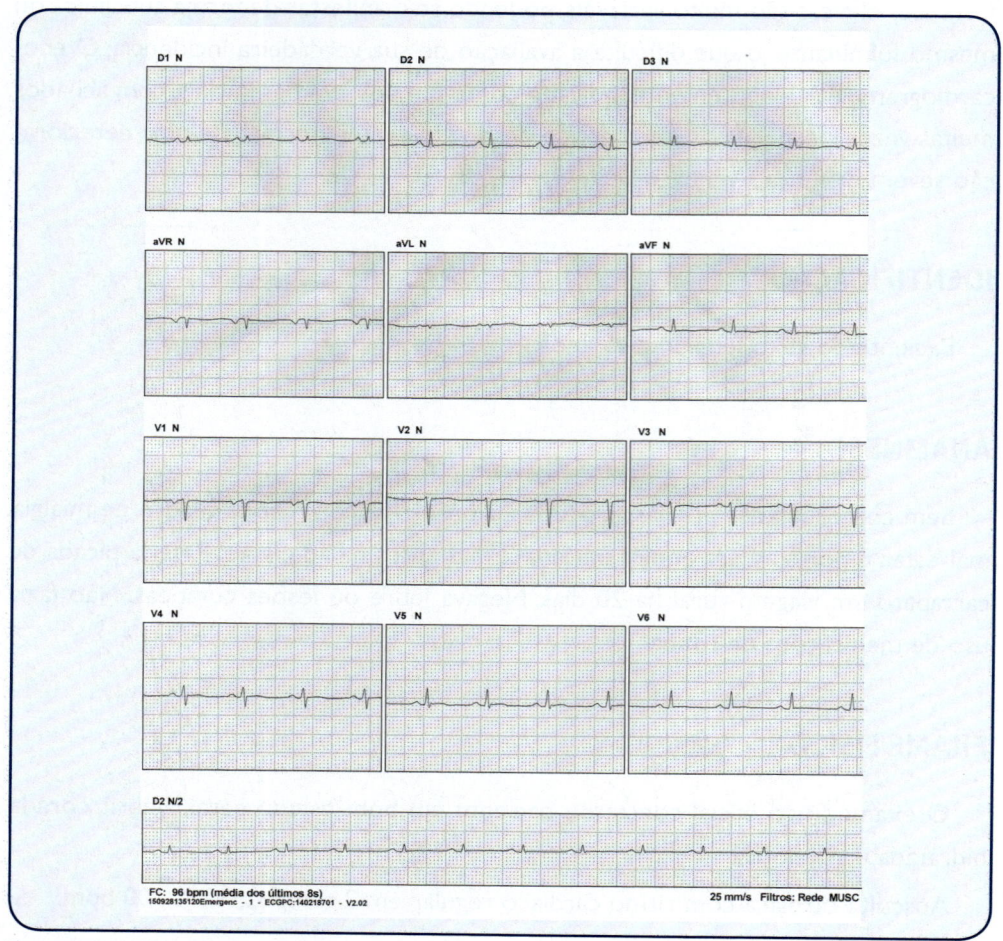

Figura 16.1. Eletrocardiograma.

HIPÓTESE DIGNÓSTICA

Com suspeita diagnóstica inicial de febre maculosa, foi solicitado tomografias computadorizada (TC) de tórax e abdome que mostrou derrame pericárdico. Desse modo, realizou-se também ecocardiograma (Figuras 16.2, 16.3 e 16.4) com os seguintes achados: aumento importante da espessura do septo e parede posterior do ventrículo esquerdo (diâmetro de 23 e 16 mm, respectivamente), função sistólica global e segmentar dos ventrículos normais (FEVE: 58%), espessamento pericárdico leve com derrame pericárdico moderado. Em razão das alterações ao ecocardiograma, realizou-se ressonância cardíaca que confirmou os achados, com dificuldade em anular o realce tardio, que poderia ser decorrente de edema ou infiltração miocárdica.

Após melhora do quadro clínico, optado pela alta hospitalar com investigação da etiologia da hipertrofia miocárdica ambulatorialmente. Solicitado novo ecocardiograma 3 meses após o exame inicial (Figuras 16.5 e 16.6), que mostrou regressão completa da hipertrofia miocárdica e do derrame pericárdico, confirmados com nova ressonância nuclear magnética cardíaca (Figura 16.7). Houve normalização do eletrocardiograma (Figura 16.8). Sorologia para febre maculosa negativa.

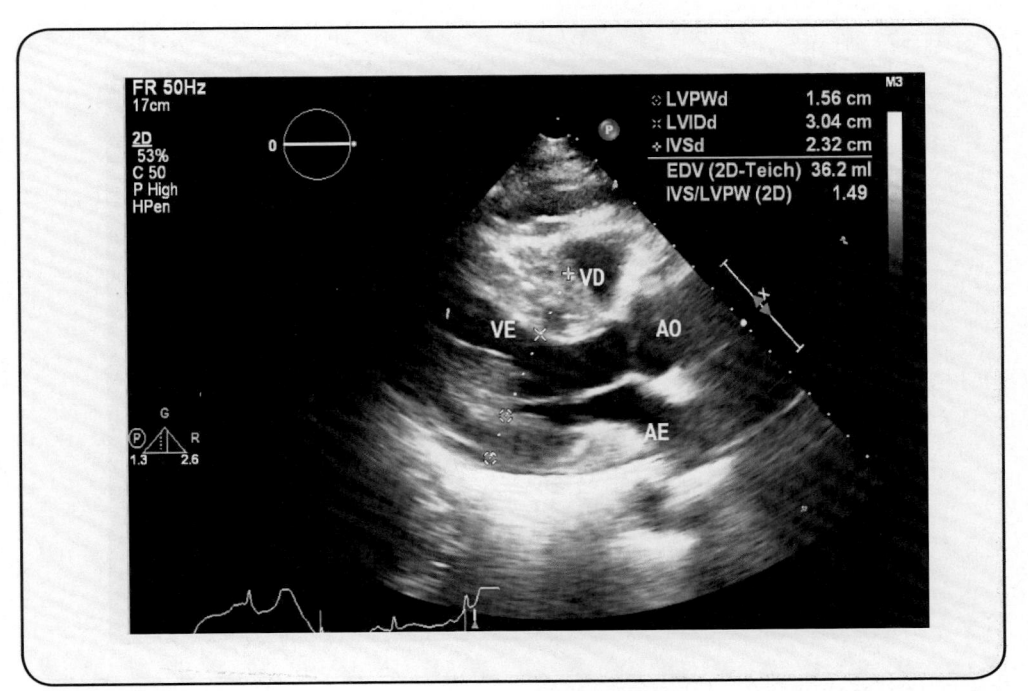

Figura 16.2. Ecocardiograma.

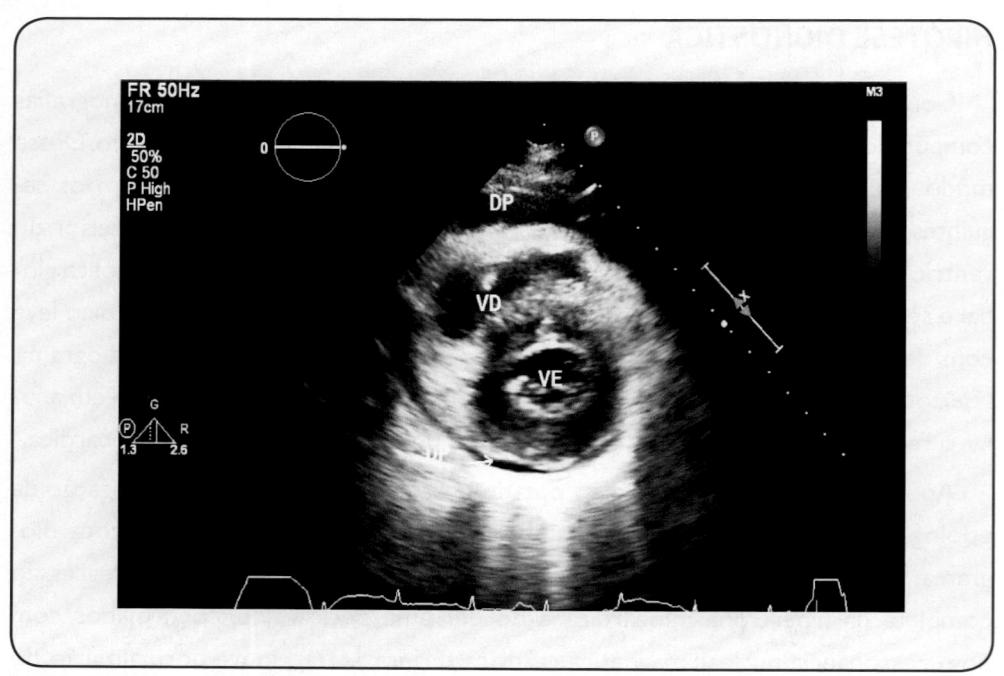

Figura 16.3. Ecocardiograma.

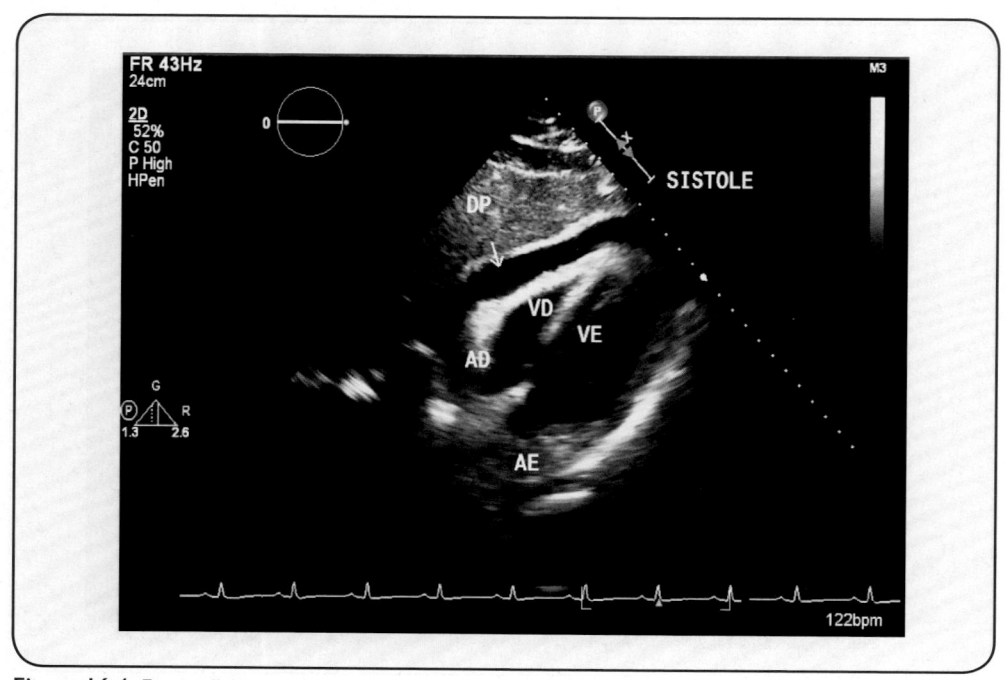

Figura 16.4. Ecocardiograma.

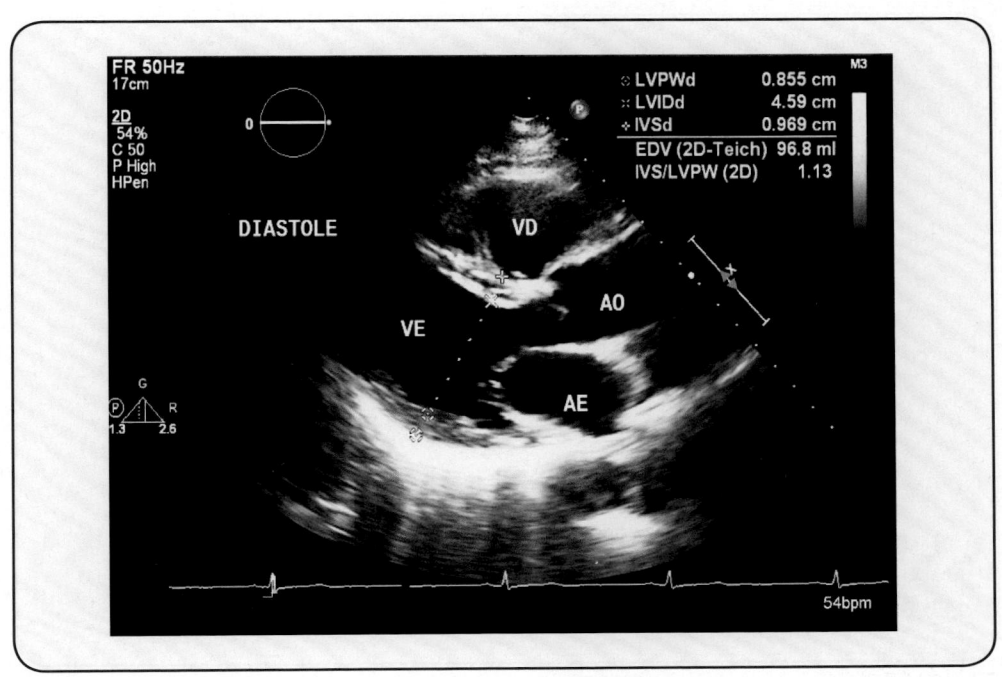

Figura 16.5. Ecocardiograma 3 meses após os exames iniciais.

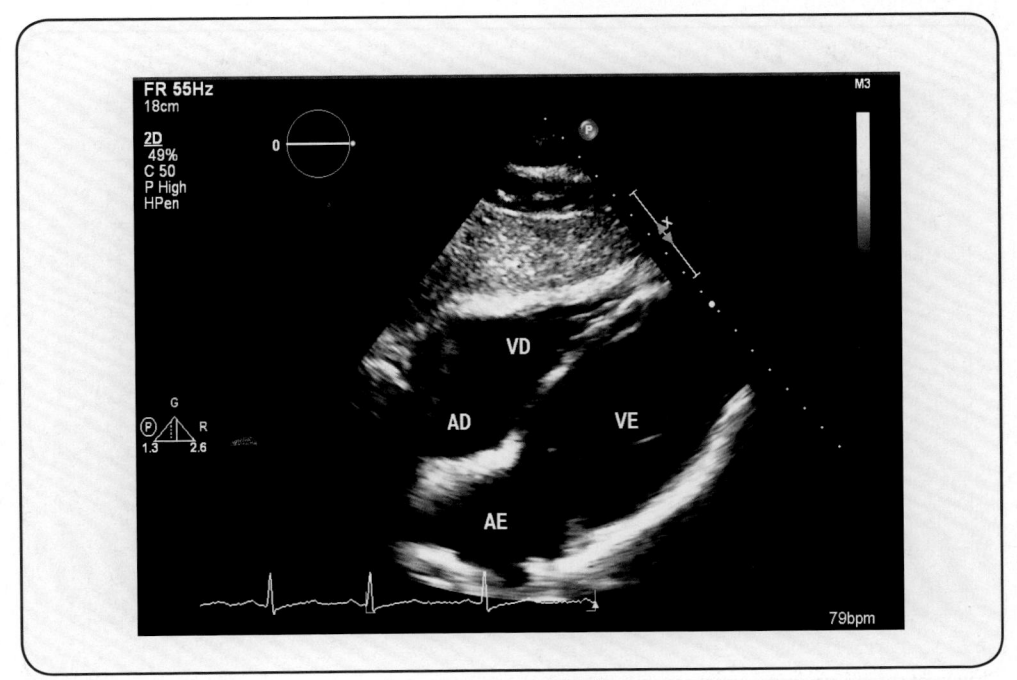

Figura 16.6. Ecocardiograma 3 meses após os exames iniciais.

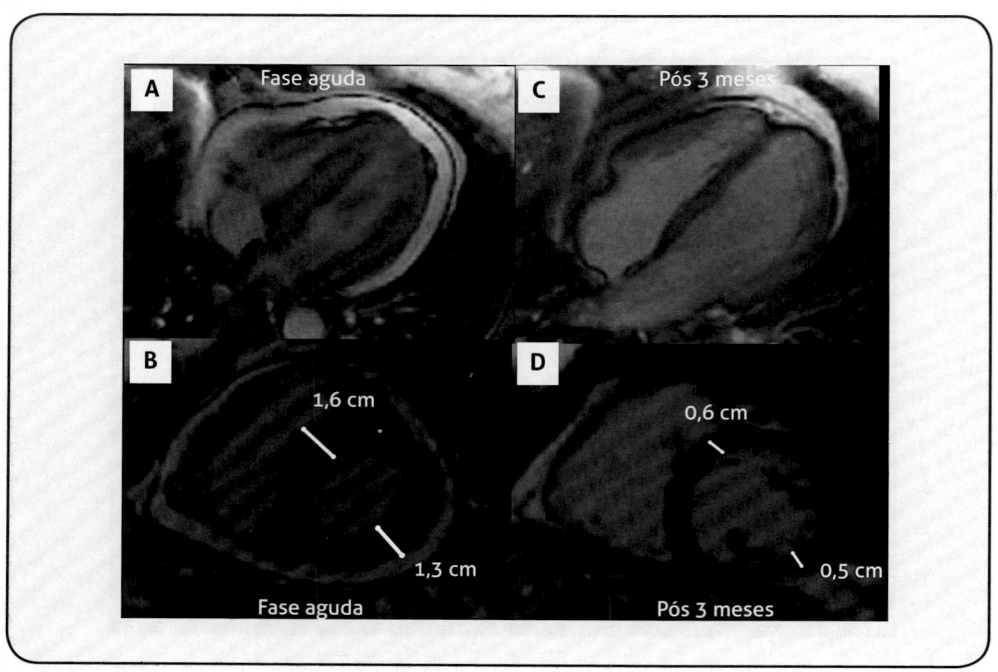

Figura 16.7. Ressonância nuclear magnética cardíaca.

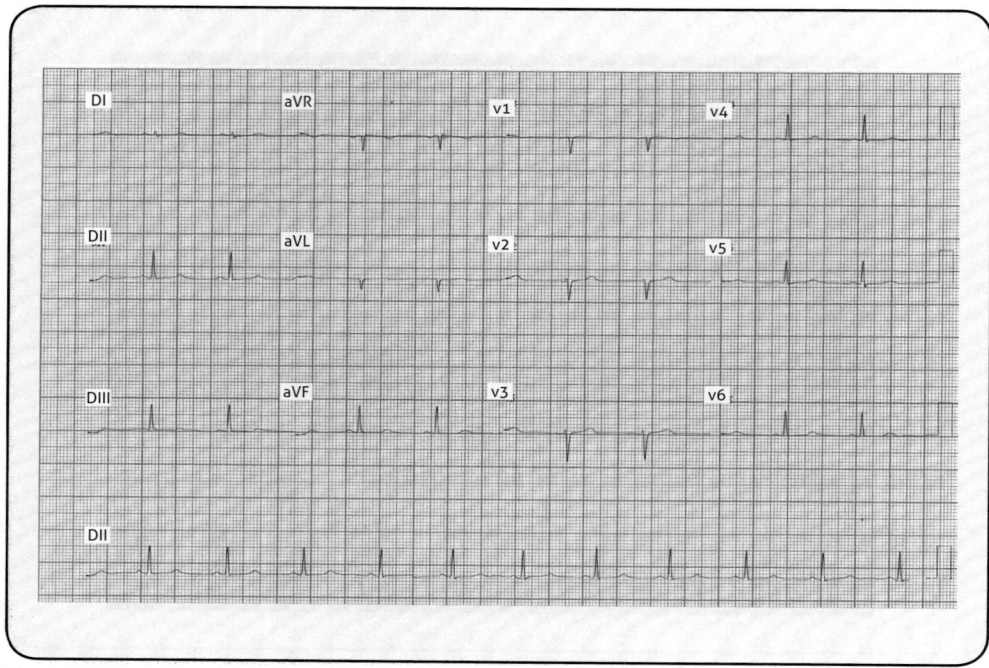

Figura 16.8. Eletrocardiograma final.

DISCUSSÃO

Aumento transitório da espessura miocárdica é um achado incomum nos pacientes com miocardite, presente em cerca de 15% dos casos. O edema intersticial foi postulado como o principal substrato patológico em uma série de 25 pacientes com miocardite aguda submetidos à biópsia endomiocárdica e ecocardiograma. Diferentemente do caso relatado, geralmente tem mau prognóstico, podendo ser fulminante. Pode simular miocardiopatia hipertrófica ou doença de depósito ao ecocardiograma, sendo a ressonância importante nessa diferenciação e também na avaliação da injúria miocárdica inflamatória nas fases aguda e subaguda e na avaliação de lesões cicatriciais que podem estar presentes na fase crônica da doença.

LEITURA SUGERIDA

1.   1 Diretriz Brasileira de Miocardites e Pericardites. Arq Bras Cardiol 2013; 100(4 supl. 1):1-36.

2.   Fontenla Cerezuela A, Teijeiro Mestre R, Luaces Méndez M, Serrano Antolín JM. Transient myocardial thickening of the posterior wall in a patient with acute myopericarditis. Rev Esp Cardiol. 2010 Apr;63(4):497-8.

3.   Hiramitsu SI, Morimoto S, Kato S, Uemura A, Kubo N, Kimura K, Sugiura A, Itoh T, Hishida H. Transient ventricular wall thickening in acute myocarditis: a serial echocardiographic and histopathologic study. Jpn Circ J. 2001 Oct;65(10):863-6.

17 Paciente Assintomático: Primeira Consulta

FERNANDO NOBRE • THIAGO FLORENTINO LASCALA •
VAMBERTO BENEDITO MANSUR FOSCHINI

INTRODUÇÃO

Um evento coronariano agudo pode ser a primeira manifestação da doença aterosclerótica. A identificação de indivíduos assintomáticos mais predispostos é crucial para a prevenção. Para estimar a chance de doença cardiovascular (DCV), foram criados os chamados escores de risco, baseados em análises de regressão de estudos populacionais. Uma parcela significativa da rotina do consultório do cardiologista clínico é formada por pacientes assintomáticos que buscam conhecer seu risco cardiovascular e que pretendem instituir medidas capazes de diminuir este risco.

IDENTIFICAÇÃO

WHG, 60 anos, masculino, empresário, branco, casado, dois filhos, natural e procedente de Ribeirão Preto – SP.

ANTECEDENTES PESSOAIS

Negou doenças prévias.

ANTECEDENTES FAMILIARES

Pai com histórico de infarto do miocárdio aos 53 anos.

ANAMNESE

Negou tabagismo e etilismo.

Negou uso de medicamentos.

Sem queixas. Comparece para *check-up*.

EXAME FÍSICO

Peso 60 kg; IMC = 26. Circunferência abdominal = 80 cm; adequada perfusão periférica; PA = 129x81 mmHg; índice tornozelo braquial = 0,95.

Auscultas cardíaca e pulmonar normais. Sem sopros carotídeos. Sem estase jugular, sem visceromegalias.

O paciente trouxe para a primeira consulta o resultado de exames bioquímicos e o eletrocardiograma (ECG).

EXAMES LABORATORIAIS

Glicemia jejum = 95 mg/L	TSH = 1,7	Colesterol total = 233 mg/dL
TGP = 18	Hemograma = normal	HDL = 46 mg/dL
Creatinina = 1,0 mg/L	CPK = 45	LDL = 162 mg/dL
Ácido úrico = 6,2 mg/dL	Potássio = 4,2 meq/L	Triglicérides = 125 mg/dL
Urina = normal		

EXAMES COMPLEMENTARES

ELETROCARDIOGRAMA (ECG)

Sem alterações.

HIPÓTESES DIGNÓSTICAS E MANEJO

O primeiro passo na estratificação do risco é a tentativa da identificação da doença aterosclerótica ou de seus equivalentes (como a presença de diabetes melito ou de doença renal crônica), o que já classificaria o paciente como alto risco (Tabela 17.1).

O escore de risco global (ERG) deve ser utilizado na avaliação inicial entre os indivíduos que não foram enquadrados nas condições de alto risco. São considerados de **baixo risco** aqueles com probabilidade < 5% de apresentarem os principais

Tabela 17.1. Critérios de identificação de pacientes com alto risco de eventos coronários
Doença aterosclerótica arterial coronária, cerebrovascular ou obstrutiva periférica com manifestações clínicas (eventos cardiovasculares) e ainda na forma subclínica documentada por metodologia diagnóstica
Procedimentos de revascularização arterial
Diabetes melito tipo 1 e tipo 2
Doença renal crônica

eventos cardiovasculares em 10 anos. Os pacientes classificados nessa categoria e que apresentem histórico familiar de doença cardiovascular prematura serão reclassificados para risco intermediário. São considerados de risco **intermediário**, homens com risco calculado $\geq$ 5% e $\leq$ 20% e mulheres com risco calculado $\geq$ 5% e $\leq$ 10% de ocorrência de algum dos eventos. São considerados de **alto risco**, aqueles com risco calculado > 20% para homens e >10% para mulheres no período de 10 anos. O paciente em questão se classifica na categoria de risco intermediário, uma vez que alcançou 13 pontos no ERG, com 15% de risco de eventos em 10 anos.

EVOLUÇÃO

Nos indivíduos de risco intermediário devem-se utilizar os fatores agravantes, que quando presentes (pelo menos um deles) reclassificam o indivíduo para a condição de alto risco (Tabela 17.2):

O paciente em questão deve então ser reclassificado para a categoria de alto risco, pela presença de história familiar positiva.

Tabela 17.2. Fatores agravantes de risco
História familiar de doença arterial coronariana prematura (parente de primeiro grau masculino < 55 anos ou feminino < 65 anos)
Critérios de síndrome metabólica de acordo com a International Diabetes Federation
Microalbuminúria (30-300 mg/min) ou macroalbuminúria (> 300 mg/min)
Hipertrofia ventricular esquerda
Proteína-C reativa de alta sensibilidade > 3 mg/L
Evidência de doença aterosclerótica subclínica: • Estenose/espessamento de carótida (EMI) > 1 mm • Escore de cálcio coronário > 100 ou > percentil 75 para idade ou sexo • Índice tornozelo braquial (ITB) < 0,9

DIAGNÓSTICO

Para os pacientes assintomáticos, além do cálculo do risco global em 10 anos, a Diretriz de Prevenção Cardiovascular da Sociedade Brasileira de Cardiologia ressalta também a importância do risco ao longo do tempo de vida. A estimativa do risco de doença cardiovascular pelo tempo de vida permite estratificar de forma mais abrangente a carga de doença cardiovascular na população geral, no momento e no futuro, pois leva em conta o risco de doença cardiovascular enquanto o indivíduo envelhece (Tabela 17.3 e 17.4).

TRATAMENTO

Uma vez estratificado como alto risco, nosso paciente deve ser acompanhado buscando metas de acordo com as Diretrizes atuais (Figura 17.1).

O seguimento do nosso paciente em questão baseia-se nas medidas preventivas que o cardiologista clínico deve atentar-se em sua prática diária: prevenção da obesidade e sobrepeso; prevenção e tratamento da hipertensão arterial, da dislipidemia, diabetes e síndrome metabólica; estímulo à atividade física, exercício físico e esporte.

Tabela 17.3. Classificação dos fatores de risco, de acordo com o controle e/ou a importância dos mesmos				
Fator de risco	Fatores de risco ótimos	I Fator de risco não ótimos	Fatores de risco elevados	Fatores de risco principais
Colesterol total	< 180 mg/dL	180-190 mg/dL	200-239 mg/dL	> 240 mg/dL
PAS	Não tratada < 120 mmHg	Não tratada 120-139 mmHg	Não tratada 140-159 mmHg	Tratamento para HAS ou PAS não tratada > 160 mmHg
PAD	Não tratada < 80 mmHg	Não tratada 80-89 mmHg	Não tratada 90-99 mmHg	Tratamento para HAS ou PAD não tratada > 100 mmHg
Fumo	Não	Não	Não	Sim
Diabetes	Não	Não	Não	Sim

PAS: pressão arterial sistólica; PAD: pressão arterial diastólica; HAS: hipertensão arterial sistêmica.

Tabela 17.4. Risco de eventos cardiovasculares fatais e não-fatais pelo Tempo de Vida em mulheres, de acordo com a exposição aos fatores de risco ao longo da vida

Variável	Situação de acordo com os fatores de risco				
	Todos os fatores de risco ótimos	> 1 Fator(es) de risco não ótimo(s)	> 2 Fator(es) de risco elevado(s)	1 Fator de risco principal	> 2 Fatores de risco principais
Risco percentual (Intervalo de confiança 95%)					
Risco a partir dos 45 anos					
DAC fatal ou IAM não fatal	1,6 (0-4,3)	9,3 (3,0-15,6)	9,3 (5,0-13,7)	12,7 (10,3-15,0)	21,5 (17,5-25,5)
AVC fatal ou não fatal	8,3 (3,8-12,8)	8,9 (6,5-11,3)	9,1 (7,5-10,9)	9,1 (7,9-15,9)	11,5 (9,5-13,5)
Morte por doença cardiovascular	4,8 (0,8-8,7)	4,9 (3,1-6,7)	6,9 (5,4-8,3)	11,2 (9,9-12,5)	21,9 (19,4-24,5)
Total de eventos relacionados à DCV aterosclerótica	4,1 (0-8,2)	12,2 (4,6-19,7)	15,6 (10,3-20,9)	20,2 (17,2-23,2)	30,7 (26,3-35,0)

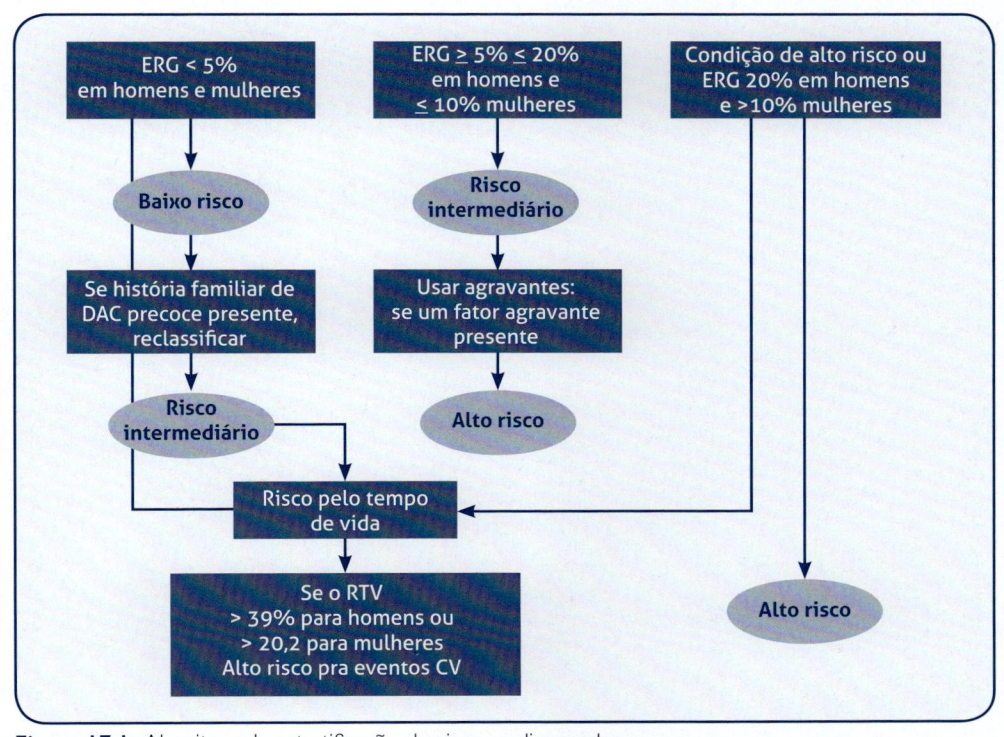

Figura 17.1. Algoritmo de estratificação do risco cardiovascular.

LEITURA SUGERIDA

1. Diretriz da SBC de Prevenção Cardiovascular. Arq Bras Cardiol. 2013; 101(6Supl.2):1-63.

Í Índice Remissivo

IMPRESSÃO:

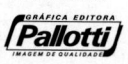

Santa Maria - RS - Fone/Fax: (55) 3220.4500
www.pallotti.com.br